Evemarie Wolkenstein

Mit Chinesischer Medizin zu einem starken Immunsystem

Evemarie Wolkenstein

MIT CHINESISCHER MEDIZIN zu einem STARKEN IMMUNSYSTEM

maudrich

Wegen stilistischer Klarheit und leichterer Lesbarkeit wurde im Text größtenteils auf die sprachliche Verwendung weiblicher Formen verzichtet. Ausdrücklich sei hier festgehalten, dass die Verwendung der männlichen Form inhaltlich für alle Geschlechter gilt und keinesfalls einen sexistischen Sprachgebrauch darstellt.

Bibliografische Information der Deutschen Nationalbibliothek
Die Deutsche Nationalbibliothek verzeichnet diese Publikation in der Deutschen Nationalbibliografie; detaillierte bibliografische Daten sind im Internet über http://dnb.d-nb.de abrufbar.

Umschlag, Gestaltung und Illustrationen: Rike Hofmann, www.weloveyouall.com
Lektorat: Astrid Fischer, Berlin, www.astridfischer.eu
Satz: Hannes Strobl, Satz·Grafik·Design, Neunkirchen
Druck: Finidr, Tschechien
ISBN 978-3-99002-134-7 (print)
ISBN 978-3-99111-389-8 (epub)

Für meine Patientinnen
und Patienten

INHALT

11 VORWORT

Einführung
19 DAS IMMUNSYSTEM STELLT SICH VOR
21 Das angeborene und erworbene Immunsystem
22 Das Immunsystem und seine Kämpfer
23 Wer kämpft für uns?

Kapitel Eins
25 DER EMBRYO – WIR KOMMEN AUS DEM WASSER
26 Die Eigenschaften des Wasser-Elements
28 Die Plazenta (Mutterkuchen) als Verbindung zur Außenwelt
29 Die Entwicklung des Embryos
31 Das Darmhirn
32 Mütterlicher Stress hat Konsequenzen für den Fötus
32 Epigenom – unser Einfluss auf die Gene
33 Schwangerschaft aus Sicht der chinesischen Tradition
34 Der Fötus
36 Die Geburt – die Rolle der Darmflora von Mutter und Kind

Kapitel Zwei
39 DIE KINDHEIT – DAS WACHSEN IM ZEICHEN DES HOLZ-ELEMENTS
40 Das erworbene Immunsystem entsteht
41 Der Nestschutz – Immunität von Neugeborenen gegen Infekte
41 Der Energy-Drink Muttermilch
42 Wärmeschutz – Das braune Fett
42 Lernen heißt Vernetzen – die neuronale Plastizität
43 Das Darmmikrobiom macht gescheit
45 Die Wirkung der Antibiotika auf den Darm des Kindes
46 Der Einfluss von Darmbakterien auf das Immunsystem
48 Allergien – immer häufiger in entwickelten Ländern
48 Allergien – die Rolle des Immunsystems
50 Das SARS-CoV-2-Virus – kreuzreaktive T-Helferzellen schützen
51 Bewegung stärkt das Immunsystem

51 Bewegung fördert Lernverhalten
52 Bewegung macht gute Stimmung
52 Der Mensch in der Holz-Phase
55 Das Konzept der Lebenspflege – Yang Sheng
57 Yang Sheng für Holz-Menschen
57 Liu Zi Jue – die sechs heilenden Laute

Kapitel Drei
59 **DAS FEUER DER JUGEND – DAS FEUER-ELEMENT**
60 Entzündung – das Feuer der Abwehrzellen
62 Covid-Erkrankung bei Jugendlichen
63 Stress befeuert die Organe
66 Chronischer Stress schwächt das Immunsystem
66 Sport aktiviert Abwehrzellen
67 Stress wirkt auf den Darm
68 Kinder und ihr Bauchweh
68 Fast Food und Übergewicht als Folge
69 Übergewicht und Body-Mass-Index (BMI)
70 Covid-19 und Übergewicht
70 Ernährung und Akne
72 Der Mensch in der Feuer-Phase
74 Yang Sheng für Feuer-Menschen
76 Liu Zi Jue – die sechs heilenden Laute

Kapitel Vier
79 **DIE MITTE DES LEBENS – DAS ERDE-ELEMENT**
80 Die Verdauung bestimmt unsere Mitte
81 Das Mikrobiom beeinflusst unser Leben
82 Das leistet die Darmflora für uns
83 Der Reizdarm beeinflusst die Psyche
85 Darmbakterien machen gute Laune
86 Emotion und Schmerz hängen zusammen
87 Die Mitte des Lebens ist Grundlage für ein lebenswertes Altern
89 Oxidativer Stress verkürzt die Lebenszeit von Zellen
90 Strategien gegen den Alterungsprozess
91 Infektanfälligkeit und Blutzuckerspiegel
93 Braunes Fett hilft dem Immunsystem

94 Der Zeitplan des Stoffwechsels – die Organuhr
95 Der Mensch in der Erde-Phase
98 Yang Sheng für Erde-Menschen
99 Liu Zi Jue – die sechs heilenden Laute

Kapitel Fünf
101 **DER HERBST DES LEBENS – DAS METALL-ELEMENT**
103 Das Immunsystem altert mit uns
103 Selbsthilfe durch Pflege der Darmbakterien
107 Die Darmbarriere
109 Was verursacht ein Leaky-Gut-Syndrom?
110 Die Rolle der Magensäureblocker
111 Neurostress als Antwort des Immunsystems
112 Autoimmunerkrankungen – Kampf im eigenen Körper
113 Ungebremste Immunreaktion auf SARS-CoV-2
114 Vorbeugung gegen Covid-19
115 Der Mensch in der Metall-Phase
117 Yang Sheng für Metall-Menschen
119 Liu Zi Jue – die sechs heilenden Laute

Kapitel Sechs
121 **DAS ALTER – DER WINTER DES LEBENS IM ZEICHEN DES WASSER-ELEMENTS**
123 Das Immunsystem im Alter
124 Zellalterung kann verhindert werden
124 mTOR blockieren verlängert Leben
127 Nicht alles ist genetisch
128 Lifestyle bestimmt epigenetische Signale
129 Wir können geistigen Verfall selbst aufhalten
131 Kalorien sparen kann Organe verjüngen
132 Stress macht vergesslich – warum?
132 Stress verkürzt unsere Lebenszeit
132 Spermidin, der Shooting Star unter den Mikronährstoffen
133 Demenz beginnt im Bauch
134 Jünger durch Sport
135 Qigong
135 Der Mensch in der Wasser-Phase
139 Yang Sheng für Wasser-Menschen
142 Liu Zi Jue – die sechs heilenden Laute

Kapitel Sieben

145 WAS BEDEUTET IMMUNSYSTEM?
146 Das angeborene (unspezifische) Immunsystem
146 Gruppe der weißen Blutkörperchen, die Leukozyten
146 Beispiel Wundheilung
150 Barrieren gegen Eindringlinge
150 Enzyme gegen Bakterienabwehr
150 Das Komplementsystem (humoraler Anteil)
151 Das erworbene (adaptive) Immunsystem
153 Das immunologische Gedächtnis
154 Die Familie der Zytokine
154 Einteilung der Interleukine
155 Die Interferone
155 Der Tumornekrosefaktor (TNF-α)
156 Immunologie bei SARS-CoV-2
156 Zytokinsturm
158 Literaturverzeichnis

159 LITERATURVERZEICHNIS

165 STICHWORTVERZEICHNIS

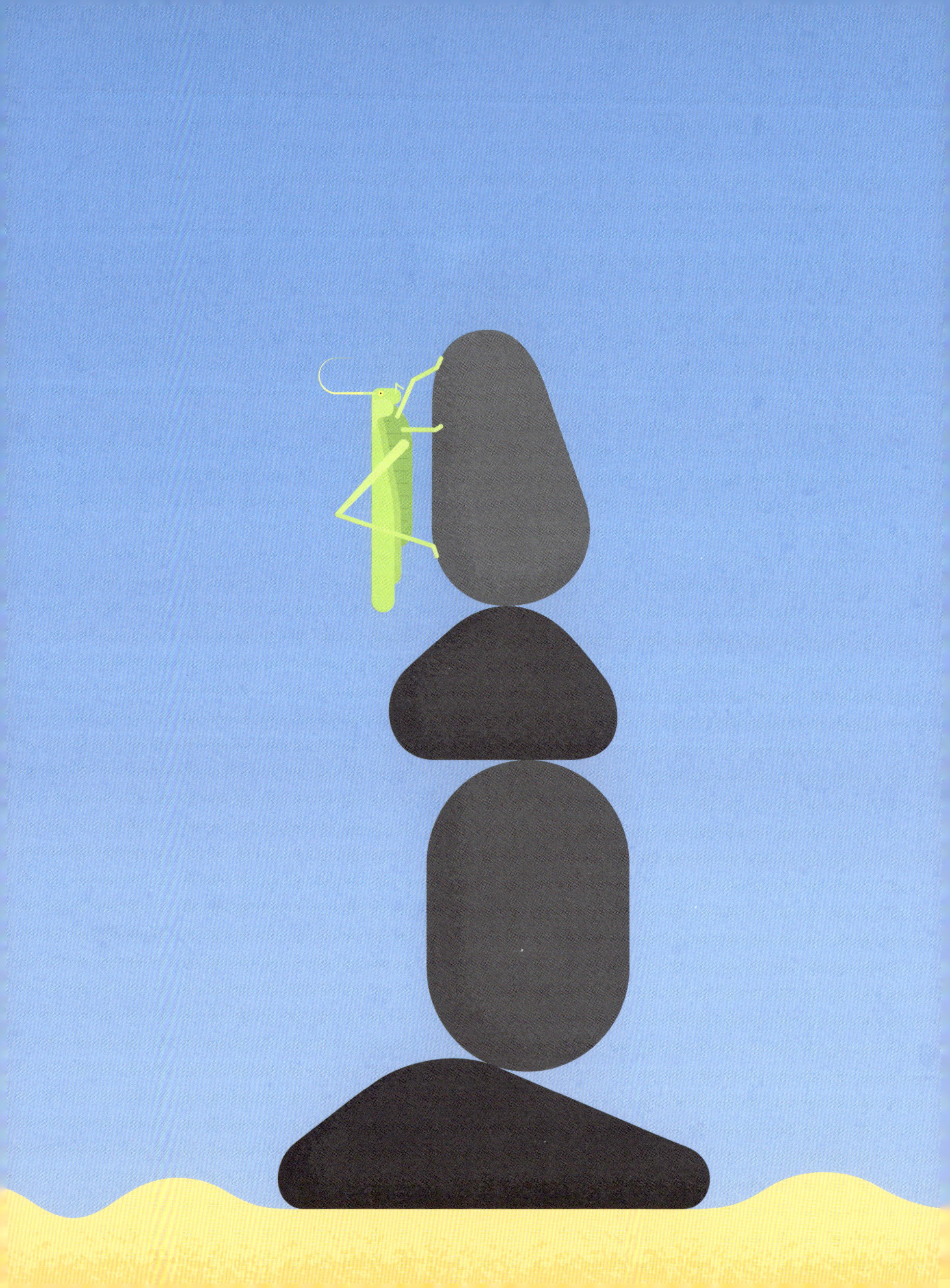

VORWORT

Bereits bevor der Mensch erkrankt, ist
es notwendig, aus bestimmten Symptomen
eine heranziehende Erkrankung
zu diagnostizieren und mit entsprechenden
Maßnahmen zuvorzukommen.
HIPPOKRATES

Eine Krankheit zu behandeln,
wenn sie schon ausgebrochen ist,
ist wie einen Brunnen zu graben,
obwohl man bereits durstig ist.
HUANG DI NEI JING, *DAS BUCH DES GELBEN KAISERS*

DIESES BUCH IST DAS ERGEBNIS vieler anregender Gespräche, Diskussionen und Fragen, die ich in den Jahren meiner Tätigkeit meinen Patientinnen und Patienten verdanke. Von immer wiederkehrenden Fieberblasen in Stresssituationen bis zu allergischem Asthma, von monatlich auftretenden Halsschmerzen bis zu chronischen Nebenhöhlenentzündungen, von Kinderwunsch bis Neurodermitis bei Kindern, von Erschöpfung bis Blasenentzündungen, von Gelenkerkrankungen bis Übergewicht – die Palette der Beschwerden ist vielfältig.

Eine Aufforderung an mich höre ich besonders in den letzten Jahren mehrfach in der Woche: „Stärken Sie mein Immunsystem“ oder „Ich glaube, mein Immunsystem ist schwach, können Sie es stärken?“ Meine Antwort lautet dann: „Angenommen es gäbe einen Schalter, den ich betätigen könnte, um Ihren Wunsch zu erfüllen, wie würden Sie sich dann fühlen?“

Dann höre ich sehr oft Worte wie: „Ich wäre weniger müde, nicht so abgekämpft, leistungsfähiger, abwehrkräftiger, weniger anfällig, stressresistenter, besser gelaunt, schmerzfrei, seltener krank ...“. Kann das Immunsystem all diese Wünsche erfüllen? Ist die Vorstellung von diesen sehr komplexen Abwehrmechanismen realistisch? Was ist das Immunsystem überhaupt? Kann ich es überhaupt beeinflussen und wenn ja, wie?

Diese vielen unterschiedlichen Fragen meiner Patientinnen und Patienten habe ich aufgegriffen und nach Lebenssituationen und Schwerpunkten eingeteilt.

IM ERSTEN TEIL stelle ich Ihnen das Immunsystem mit seinen wichtigsten Akteuren vor, denen Sie im Laufe der weiteren Kapitel immer wieder begegnen werden. Nähere Details können Sie im letzten Kapitel nachlesen.

Da finden Sie Begriffe, die, wenn sie ein „Sternchen" auf Ihrem Laborzettel aufzeigen, unsicher machen. Was sagen sie aus? Bin ich krank? Habe ich eine Entzündung im Körper oder bin ich immun gegen verschiedene Erreger? Wirkt meine Impfung noch oder soll ich mich wieder impfen lassen ?

Sie finden auch Begriffe zum Nachlesen wie z. B. Interferon, das Sie eventuell aus einer Therapie kennen. Dabei kommt es nicht darauf an, alles zu verstehen, wir müssen nicht gleich Experten sein, ich bin es ja auch nicht. Eher möchte ich vermitteln, wie Gesundheit, Gedächtnis, Psyche mit dem Immunsystem zusammenhängen. Ich möchte darauf hinweisen, wo wir selbst Einfluss nehmen können und wo wir uns einfach auf das Zusammenspiel unserer Zellen verlassen können. Unser Körper ist ein verlässlicher Partner.

DIE DARAUF FOLGENDEN KAPITEL sind den jeweiligen Lebensabschnitten gewidmet, sodass sich je nach Betroffenheit und Lebensalter Hinweise, Anregungen und Tipps finden, so wie ich sie täglich mit meinen Patientinnen und Patienten bespreche. Dabei hilft mir der reiche Erfahrungsschatz der Chinesischen Medizin, mit der ich mich seit mehr als 30 Jahren beschäftige.

Gemäß der Lehre der fünf Wandlungsphasen, auch Fünf-Elemente-Lehre genannt, wird die Entwicklung des Menschen vom Säugling bis zum Greis mit den Bildern der Jahreszeiten und deren Entsprechungen verglichen. Diesen fünf Phasen werden jeweils Organe zugeordnet, wobei der Begriff Organ nicht mit dem westlichen Medizinverständnis ident ist. Vielmehr handelt es sich um Funktionseinheiten, die sowohl körperliche als auch geistige Eigenschaften beinhalten.

So entspricht beispielsweise die Phase des Säuglings dem Werden und Entstehen des Frühlings und damit dem Holz-Element, das Alter dem Winter und der Kälte des Wasser-Elements. Weitere Entsprechungen betreffen z. B. die bioklimatischen Faktoren wie Wind, Nässe oder Kälte. Sie können als krankmachende Einflüsse Nackenschmerzen, geschwollene Gelenke oder Blasenentzündung hervorrufen. Ebenso können Emotionen wie Angst, Kummer, Sorge oder Zorn unseren Organen Schaden zufügen. Wir werden missmutig, verunsichert, weinerlich oder explodieren bei kleinster Aufregung. Daher gilt es, achtsam zu sein, um uns möglichst nicht diesen schädigenden Einflüssen auszusetzen oder sie nicht an uns heranzulassen, wir müssen uns wappnen. Dazu finden Sie in den jeweiligen Kapiteln nähere Hinweise. Wir tragen auch als Erwachsene Charaktereigenschaften der jeweiligen Elemente in uns. Es ist daher hilfreich, in jeder Phase gewisse Prinzipien zu beachten, die uns guttun beziehungsweise schaden könnten.

Der Grundgedanke der Chinesischen Medizin ist, dass ein gesunder Körper seine Balance jederzeit selbst herstellen kann. Yin und Yang befinden sich in einem harmonischen, aber dynamischen Gleichgewicht. Therapie ist dort nötig, wo sich dieses nicht mehr von selbst einstellt. Die Lebensenergie „Qi" ist ähnlich wie Emotionen und Gedanken nicht sichtbar, aber spürbar durch vitale Kraft, Lebensfreude und Wärme. Qi muss fließen wie das Blut, wenn es stagniert, entstehen Krankheiten. Ein Prinzip lautet: Das Qi folgt dem Blut wie der Schatten der Gestalt.

Die Entwicklung von Krankheit soll möglichst verhindert werden, Prävention ist der wichtigste Gedanke bei der Gesunderhaltung. Daher sollte, wie im Zitat des Gelben Kaisers zu Beginn des Vorworts angeführt, der Brunnen schon gegraben sein, wenn wir Durst bemerken. Symptome zu behandeln, macht viel mehr Mühe, als Krankheiten an ihrem Entstehen zu hindern. Dafür wurde im antiken China die Lehre der Lebenspflege 杨生 Yang Sheng entwickelt, im Westen sagen wir Lifestyle, also Lebensstil, dazu. Das Ziel beider Ideen ist ident: Wir wollen gesund bleiben und möglichst lange ein lebenswertes, interessantes, leidensfreies und damit angenehmes Leben führen und langsam altern. Die gute Nachricht dabei ist: Dafür sind (nur) zu 20 Prozent Gene, zu 30 Prozent die Umwelt, aber zu 50 Prozent der Lebensstil verantwortlich.

Yang Sheng beschreibt die unterschiedlichen Möglichkeiten, sich gesund zu erhalten. Vieles davon machen wir alle selbst, ohne darüber nachzudenken. So schützen wir uns vor Kälte, indem wir uns warm kleiden, um keine Erkältung zu bekommen. Wir achten auf ausreichend Flüssigkeit, damit wir durch Hitze nicht austrocknen. Auf vieles achten wir allerdings nicht oder zu wenig. Nach meinen Erfahrungen würde ich ein Ranking erstellen. Da sind z. B. die Ernährung, ausreichend Schlaf, Bewegung und Entspannung. Eigentlich banal, aber wir tun es vielfach trotzdem nicht, denn wir haben keine Zeit, so höre ich es immer wieder in meiner Praxis. Es lohnt sich aber als Investition in unser aktives Leben, sich diese Zeit zu nehmen.

WANDLUNG UND VERWANDLUNG sind die Eigenschaften des Lebens und damit auch des immunologischen Geschehens. So wie niemand ewig Kind bleibt, zumindest was sein Äußeres betrifft, so können wir uns auch nicht zurück in die Jugend entwickeln, wenn wir bereits zur Generation 50plus gehören. Der Mensch als Mitte zwischen Himmel und Erde ist bestimmt vom Rhythmus der Natur, so sagten es Gelehrte im alten China. Moderne westliche Gelehrte sprechen von biologischen Prozessen, die unbeeinflusst von unserem Willen, der Vernunft, den intellektuellen Fähigkeiten bei allen gesunden Menschen gleich ablaufen. Trotzdem sind wir nicht hilflos den organischen Abläufen ausgeliefert.

Auf die Mitgift unserer Vorfahren, ihre Gene, haben wir keinen Einfluss, daher ist es umso wichtiger, das „Ökosystem Erde", in dem wir leben, wie unser eigenes „Ökosystem Mensch" zu berücksichtigen. Sie stehen zueinander in Wechselwirkung. Unserem Lebensstil Aufmerksamkeit zu widmen bedeutet die Möglichkeit, Einfluss zu nehmen auf unser Wohlbefinden. Sie finden daher in jedem Kapitel die Ideen der chinesischen Lebenspflege Yang Sheng.

DIE KUNST DER LEBENSFÜHRUNG – Yang Sheng 杨生 – ist der Ansatz zur Selbstfürsorge. Sie garantiert uns Wohlbefinden, welches wiederum eng mit unserem Immunsystem verknüpft ist. Diese Erkenntnis funktioniert nicht als Einbahnstraße, sondern wechselseitig.

Wir im Westen halten Gesundheit für selbstverständlich und Krankheit als unvermeidbar. Daher bezieht sich der Begriff Prävention oder Vorsorge meist nur auf Vorsorgeuntersuchungen, weniger auf Selbstfürsorge. Wie oft höre ich von meinen Patientinnen und Patienten, wie sehr der „innere Schweinehund" sie daran hindert, auf sich achtzugeben. „Ich sollte mich mehr bewegen, aber ... Ich sollte weniger Süßes essen, aber ... Ich sollte früher schlafen gehen, aber ..." Wenn wir krank geworden sind, bekämpfen wir die Symptome und nicht die Ursache, die oft viele Jahrzehnte zurückliegen kann. Auch darauf möchte ich mit diesem Buch hinweisen, so wie es im *Buch des Gelben Kaisers* geschrieben steht.

Ein relativ neuer Zweig der Wissenschaft, die Neuropsychoimmunologie, erforscht die gegenseitige Beeinflussung von guter oder schlechter Laune auf das Immunsystem und umgekehrt. Das relativ junge Forschungsgebiet der Epigenetik führt zur Erkenntnis, dass unser Lebensstil, und sogar der unserer Vorfahren, sich auf unsere geistige und körperliche Gesundheit stärker auswirkt als unsere Gene.

Viele neue Erkenntnisse verdanken wir auch der Erforschung der Darmbakterien, der Mikobiom-Forschung, die ich Ihnen auf jeden Fall nicht vorenthalten möchte. Wie schon im Buch *Was ernährt uns wirklich*, das ich mit meiner Kollegin und Freundin Dr. Rubi-Klein veröffentlicht habe, erläutert, spielt unser Darm eine entscheidende Rolle in unserem Abwehrsystem, beeinflusst unsere Stimmung, wirkt bei der Entstehung von Krankheiten der Psyche mit und entscheidet über unseren Alterungsprozess. Dabei spielen Bakterien eine wichtige Rolle. Wir wissen, dass Bakterien nicht nur schädlich sind, sondern mit uns zusammen leben und arbeiten, quasi in einer Win-Win-Situation. Viele Standardmeinungen der Medizin sind aufgrund dieser Erkenntnisse ebenfalls im Wandel.

Unser Immunsystem kann aber nicht nur schwach sein und uns damit anfällig für Infektionen aller Art machen, es kann auch ungebremst und überschießend sein. Es verkennt dann körpereigene Zellen als fremd und wehrt sie ab, dies nennen wir Autoimmunerkrankung. Auch Allergien sind eine Überreaktion auf „Feinde", die eigentlich keine sind.

Die Therapie im Westen konzentriert sich auf die überschießende Komponente z. B. mit Cortison. Die Chinesische Medizin konzentriert sich darauf herauszufinden, welche Teile des Systems zu schwach sind, sodass die überschießende Komponente sich ungehindert ausbreiten kann, und stärkt dann die schwache Seite. Im Buch *Die Kunst des Krieges* von Sunzi findet sich diese Idee wieder. Ein starkes Heer mit einem noch stärkeren Heer zu bekämpfen, schafft zu viel Leid für das Volk in einem Staat – in diesem Fall für den Körper und seine Organe und Zellen. Viel besser ist es, die Strategie des Feindes zu erkennen und zu vereiteln, seine Bündnisse zu kappen und neue zu schmieden. Dafür braucht es eine gute Diagnose komplexer Systeme sowie ein schlagkräftiges Heer, das ist unser Immunsystem.

Die Chinesische Medizin arbeitet nicht mit dem Begriff Immunsystem, sie spricht von Abwehrenergie. Die Lunge als Yin-Organ des Metall-Elements ist dafür zuständig, krankmachende Einflüsse nicht in uns eindringen zu lassen. Dabei ist das Bild des Metalls als Schutzpanzer nicht zufällig gewählt. Sieht man die Form der Lunge an, so ähnelt sie einem Schutzschild antiker Krieger. Sie liegt im Brustkorb und breitet sich dort schützend über das Herz, den Herrscher aller Organe, aber auch über alle darunterliegenden Organe aus. Mit diesem Schutzschild wappnen wir uns vor den Attacken von außen. Daher ist auch die Unterstützung der Lunge durch die Atemmeditation des Qigong in der Chinesischen Medizin so bedeutend. Die Abwehrenergie ist dann stark, wenn wir es schaffen, einen harmonischen Rhythmus zwischen Arbeit und Entspannung, Wachen und Schlafen, Bewegung und Ruhe, Sexualität und Enthaltsamkeit, Ernährung und nahrungsfreien Zeiten, Lebensfreude und Feiern ohne Exzess zu erreichen, das ist Yang Sheng. Ein wichtiger Punkt ist auch die innere Harmonie der Gefühle.

EIN CHINESISCHES SPRICHWORT lautet: „Zorn beschleunigt das Altern, Lachen macht dich jünger." Ein gelungenes Leben führt der, dessen Gefühle nicht den Geist (Shen 神) zerstören. Ein ruhiger Geist erzeugt ein ruhiges Herz. Dieses wird als Herrscher aller Organe und Sitz des Shen dafür sorgen, dass alle Anteile des Körpers in Harmonie sind. Eine Maxime der chinesischen Therapie lautet: „Wenn du den leiblichen Körper heilen willst, kümmere dich zuerst um deinen Geist."

Während ich an diesem Buch arbeite, wird unser Planet von einem neuartigen Virus SARS-CoV-2 heimgesucht. Es befällt in schweren Fällen die Lunge, Patienten müssen beatmet werden. Auch dazu werde ich im Kapitel Metall-Element Studienergebnisse anführen.

Leider bin ich selbst mit einem sehr ambivalenten Verhältnis zu Ratschlägen ausgestattet, auch wenn ich nicht bezweifle, dass sie gut gemeint sind. Ich möchte daher in diesem Buch keine Ratschläge erteilen, sondern informieren, Zusammenhänge aufzeigen und die damit verbundenen Konsequenzen erkennbar machen. Genauso wie in der Gesprächssituation in der Praxis würde ich mich freuen, wenn Sie daraus für sich Vorteile erkennen. Eventuell sogar an Ihrem Lebensstil Verbesserungen vornehmen, den „inneren Schweinehund" ab und zu in den Käfig sperren.

Auch sehe ich mich nicht als Expertin für Immunologie, sondern als Ärztin, die ihre eigene Erfahrung im Praxisalltag sowie wissenschaftliche Ergebnisse mit dem reichen Erfahrungsschatz der antiken Chinesischen Medizin vernetzt. Mein Wunsch wäre, für jede und jeden ein paar interessante Aspekte zu bieten, die Sie je nach Ihrer persönlichen Lebenssituation anwenden können oder auch nicht. Sie müssen dieses Buch auch nicht fortlaufend lesen, sondern können die Teile herausgreifen, die Sie besonders interessieren.

Wenn Sie mich also fragen würden, was uns wirklich beschützt – es sind wir selbst. Indem wir auf ein gelungenes Zusammenspiel von Körper, Geist und Emotionen achten. Das ist Yang Sheng.

E. Wolkenstein (云 石 yún shí)

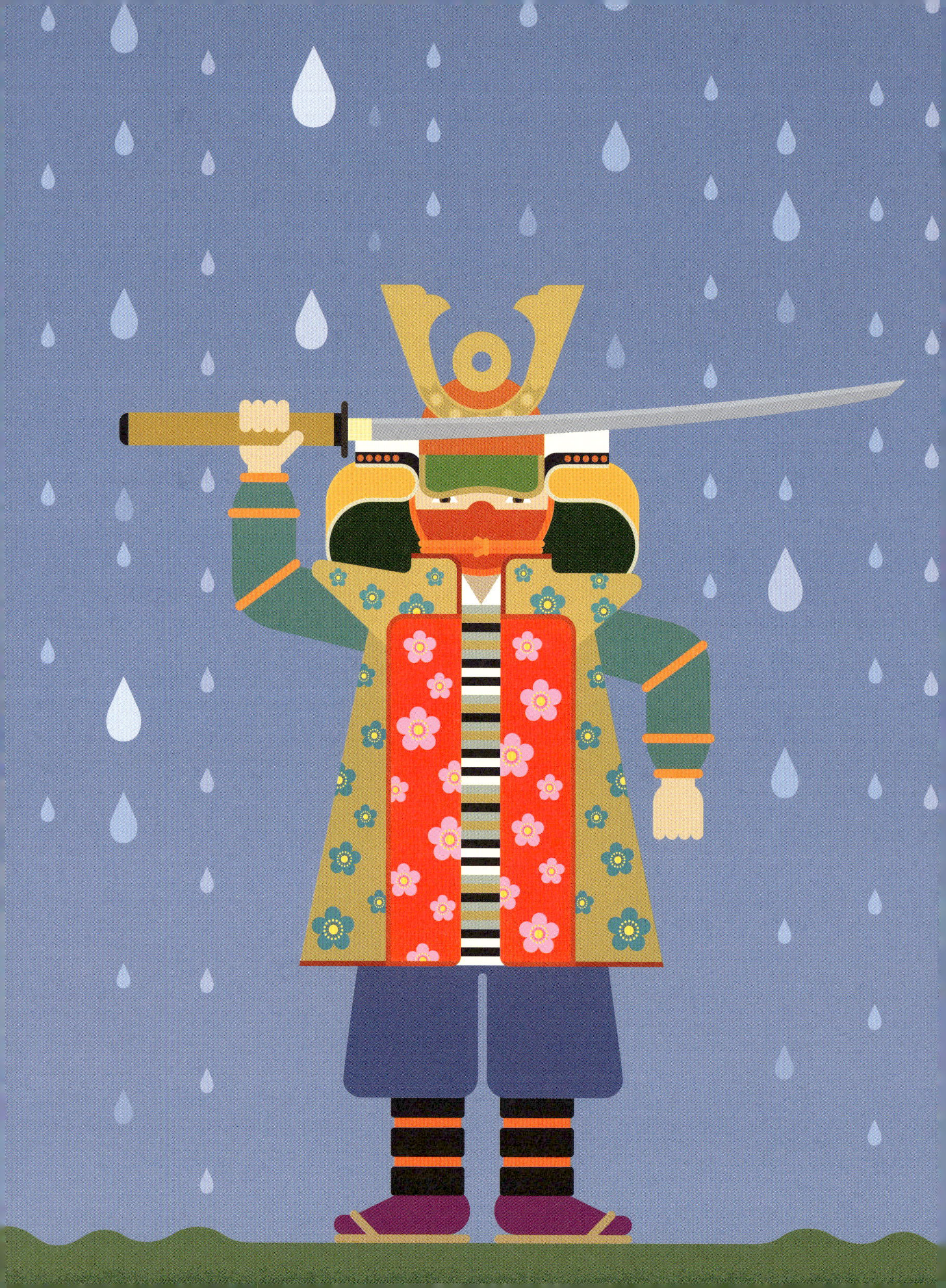

EINFÜHRUNG

DAS IMMUNSYSTEM STELLT SICH VOR

DIESES ERSTE KAPITEL gibt einen Überblick über einzelne Akteure, die als Kämpfer unseres Immunsystems tätig sind. Da ich kein Lehrbuch der Immunologie schreiben will, beschränke ich mich auf die Erklärung einzelner wichtiger Zellen, einige davon kennen Sie sicher aus Ihrem eigenen Leben.

Da ist zum Beispiel das Ergebnis Ihrer letzten Blutuntersuchung. Sie finden Begriffe wie Leukozyten, IgG, CRP, womöglich deutet ein Sternchen darauf hin, dass ein Parameter nicht in der Norm ist. Sie sind verunsichert, was das bedeutet und fragen Dr. Google, was dann erst recht verunsichert. Ist das schlimm, bin ich krank?

Bildtafeln sollen Ihnen den Überblick erleichtern, Sie vielleicht sogar begeistern, was unser Körper alles leistet. Einige der Protagonisten werden Sie in den weiteren Kapiteln immer wieder antreffen, wenn z. B. vom Immunsystem des Kindes, des reifen Erwachsenen, von Allergien oder Autoimmunerkrankungen, dem Alter, Covid-19, vom Mikrobiom und vielem mehr die Rede ist.

Ich will Sie mit all diesen Begriffen keineswegs abschrecken. Es geht nicht darum, diese teils sehr komplexen Vorgänge genau zu verstehen. Meine Absicht ist, einfach nur eine Information darüber zu geben, was unsere Abwehrzellen alles für uns leisten.

DAS ANGEBORENE UND ERWORBENE IMMUNSYSTEM

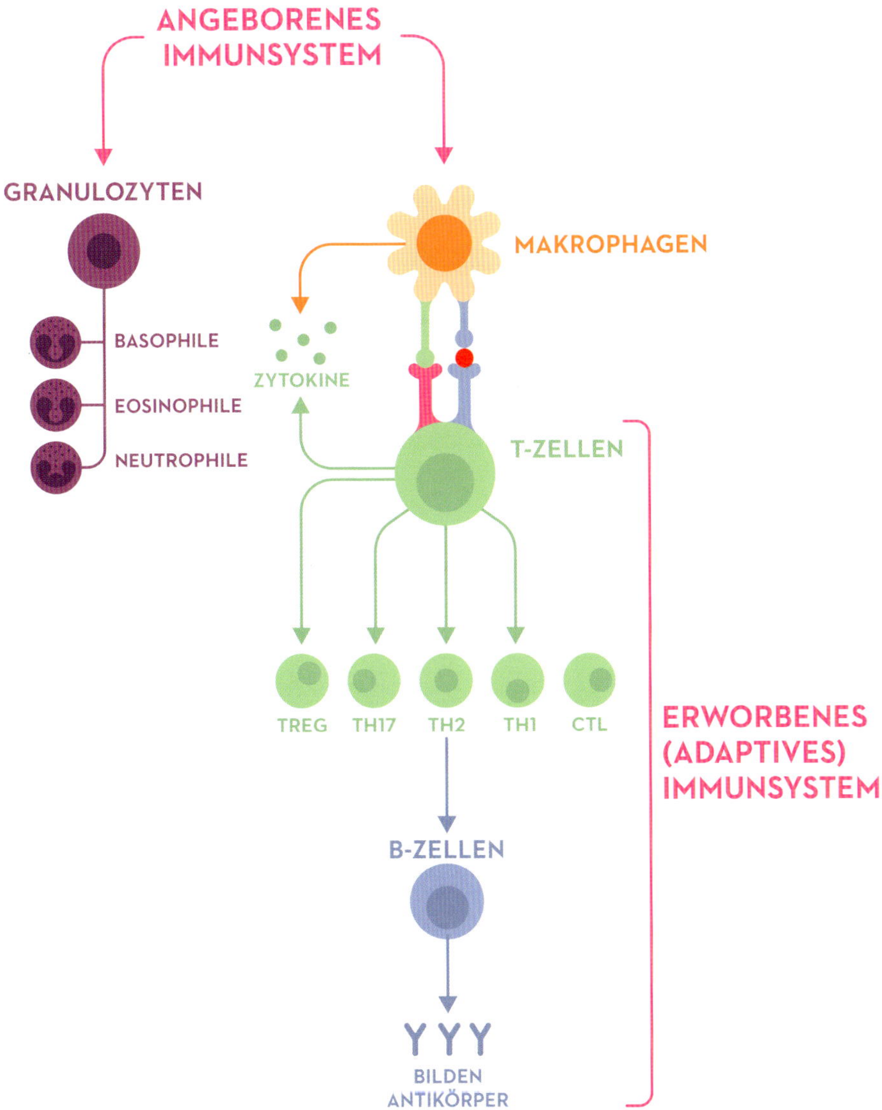

ABBILDUNG 1 Das angeborene und erworbene Immunsystem

DAS IMMUNSYSTEM UND SEINE KÄMPFER

Das Immunsystem ist ein Abwehrsystem biologischer Organismen gegen Substanzen und Lebewesen zur Erhaltung der Gesundheit – Pilze, Bakterien, Viren, Einzeller, Parasiten – und zur Zerstörung schädigender körpereigener Zellen. Das Wort „immun" entwickelt sich aus dem lateinischen „immunis", was so viel bedeutet wie „frei sein von". Immun zu sein steht in unserem Sprachgebrauch auch für Unverletzlichkeit, Stärke und Schutz.

Erst im 18. Jahrhundert brachte der Landarzt Edward Jenner seine Beobachtung zu Papier, dass britische Bauern Kuhpocken-Bestandteile verwendeten, um sich zu immunisieren. In China wurde bereits einige Jahrhunderte davor der Schorf von Pocken mit Schnupftabak inhaliert, um sich vor dieser schrecklichen Krankheit zu schützen. Die Namen Louis Pasteur und Robert Koch sind uns allen bekannt, sie waren Pioniere der Impfstoffentwicklung (Tollwut) und der Immunologie (Tuberkulin).

Viele unterschiedliche Zellen und ihr komplexes Zusammenwirken sind dafür verantwortlich, dass wir überleben. Sie arbeiten von uns unbemerkt und stellen sicher, dass wir uns stark, gesund und tatkräftig fühlen. Wie schon in der kurzen historischen Betrachtung erwähnt, haben die alten Kulturen lange vor unseren detailreichen wissenschaftlichen Erkenntnissen nur durch Beobachtung bemerkt, dass nicht jeder Mensch krank wird, selbst wenn er unter denselben Bedingungen lebt. Die Vorstellung im antiken China war, dass wir – ähnlich wie ein Heer – Kämpfer in uns tragen, die uns vor Eindringlingen schützen. Die Kampfstrategie dieses Heers ist entscheidend für das Überleben. Wie stark es kämpfen kann, beeinflussen wir sehr entscheidend durch unsere Lebensführung (Yang Sheng). Davon möchte ich Ihnen erzählen.

WER KÄMPFT FÜR UNS?

Wir werden einerseits von Zellen des angeborenen, andererseits von Zellen und Körperflüssigkeiten des erworbenen, adaptiven Immunsystems beschützt. Ein kurzer Zusammenschnitt der Immunzellen, denen Sie in den nächsten Kapiteln immer wieder begegnen werden. Nähere Informationen dazu liefert Kapitel Sieben.

Makrophagen: starten die Immunantwort, vernichten Bakterien sowie abgestorbene Zellen, indem sie sich diese einverleiben, dieser Prozess wird Phagozytose genannt.

Dendritische Zellen (DC): sind in fast allen Körpergeweben anzutreffen. Spüren sie feindliche Zellen auf, werden diese durch Phagozytose erledigt oder in einen Lymphknoten transportiert.

Natürliche Killerzellen (NK): töten virusinfizierte Zellen sowie Tumorzellen.

Antigen (AG): jedes körperfremde Eiweiß, gegen das Antikörper gebildet werden.

B-Lymphozyten: auch B-Zellen genannt, können sich in Plasmazellen verwandeln und Antikörper bilden oder sie helfen den oben genannten Zellen, ein Antigen auszuschalten.

Antikörper: sind Immunglobuline, die Antigene an sich binden, z. B. IgA, IgG und IgM.

T-Lymphozyten: auch T-Zellen genannt, brauchen sogenannte antigenpräsentierende Zellen, wie Makrophagen oder DCs, um eine Immunreaktion auszulösen. T-Zellen können als T-Helferzellen, TH1- und TH2-Zellen, sowie regulatorische T-Zellen (Treg) und zytotoxische T-Zellen (CTL) an unterschiedlichen Immunreaktionen beteiligt sein. Nach Erstkontakt mit einem Antigen können sowohl B-Zellen als auch T-Zellen ein immunologisches Gedächtnis ausbilden. Sie werden dann als B-Gedächtniszellen (B-memory cells) sowie als T-Gedächtniszellen (T-memory cells) bezeichnet.

Zytokine: sind eine Familie von Proteinen, die von Immunzellen gebildet werden und zwischen den Zellen Signale übertragen. Sie wirken sowohl pro- als auch antientzündlich. Sie tragen Namen wie Interleukin (IL), Interferon, Tumornekrosefaktor (TNF).

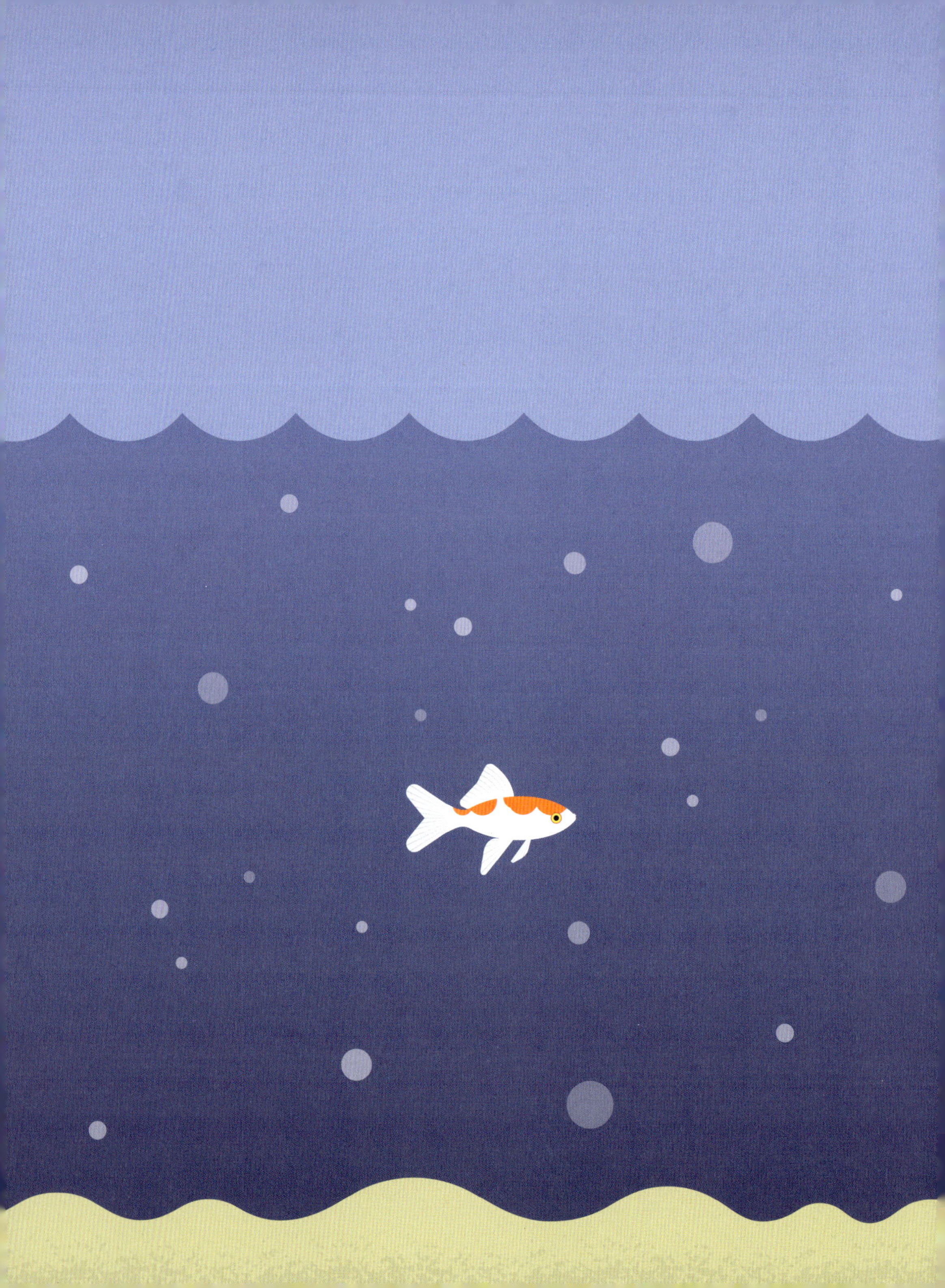

KAPITEL EINS

DER EMBRYO – WIR KOMMEN AUS DEM WASSER

Nichts auf der Welt ist so weich und schwach
wie das Wasser.
Dennoch, im Angriff auf das Feste
wird es durch nichts besiegt:
Das Nicht-Sein macht es ihm leicht.
LAOTSE

WENN LEBEN ENTSTEHT, nehmen wir gerne das Wort „Wunder" in den Mund, auch wenn wir sonst nicht unbedingt an Wunder glauben. Da entwickelt sich aus einem Spermium, das eine Eizelle durchdringt, sich dann zu einem Zellhaufen aufbaut (Morula), in 40 Wochen ein Mensch. Dieses kleine Wesen besitzt zwar Lungen, aber es benutzt sie nicht, eher schwimmt es wie ein Fisch in einer Flüssigkeit, dem Fruchtwasser. Nach einigen Wochen sieht es aus wie eine Kaulquappe, bis es ab der 16. Woche menschenähnlich wird. Tatsächlich sind wir Verwandte der Meeresbewohner, so weiß es die Evolutionswissenschaft. Wie sieht es die Chinesische Medizin?

DIE EIGENSCHAFTEN DES WASSER-ELEMENTS

Eine Qualität des Wassers ist seine Flexibilität, es bahnt sich seinen Weg, kann zart und klein sein wie eine Quelle oder reißend und bedrohlich wie ein Fluss. Es hat die beneidenswerte Eigenschaft der Beharrlichkeit – denken Sie an Täler und Schluchten, die vom Wasser über Jahrtausende geformt wurden. Diese Beharrlichkeit ist eine vorbildhafte Eigenschaft gemäß der Philosophie des Daoismus. Die Qualität des Wasser-Elements bestimmt damit auch den Charakter. Wille, Tatkraft, Ehrgeiz, Vorwärtsstreben können durch Beharrlichkeit erreicht werden.

Es gibt aber noch etwas, das Wasser so besonders macht: Es ist hart und weich zugleich. Spätestens wenn Sie einmal den Sprung ins Wasser falsch angesetzt haben – in Wien nennen wir das „Bauchfleck" – wissen Sie, was ich meine. Diese Wendigkeit des Wassers ist auch Vorbild für die Bewegungen sowohl in der Kampfkunst (Wushu), dem Schattenboxen (Taiji) und der Atemmeditation (Qigong). Die Aufgabe lautet: Sei hart in der Schlagkraft und weich und wendig, um der Schlagkraft des Gegners auszuweichen, also hart und weich zugleich. Die Weichheit, Wendigkeit und Schwäche ist die Wasser-Eigenschaft, die das embryonale Leben charakterisiert. Das harte Starre, das Eis sind die Wassereigenschaften des Alters. Das Wasser nährt alle Wesen, so auch uns. Laotse sagt: „Der Wert des Wasser ist es, allen zu nützen, ohne zu streiten."

DAS WASSER-ELEMENT symbolisiert auch den Winter, die Kälte, die maximale Kraft der Yin-Energie, aus der sich gleichzeitig Leben entwickelt. Ohne Wasser können alle lebenden Wesen nur einige Tage existieren, ohne Nahrung viel länger. Wasser bringt Leben hervor, so wie sich Leben im Winter unter der Erde vorbereitet, um im Frühling, dem Holz-Element, wieder an die Oberfläche zu kommen. Deshalb beginnt das Leben im Wasser, um dann auch dort wieder zu enden (siehe Abb. 2).

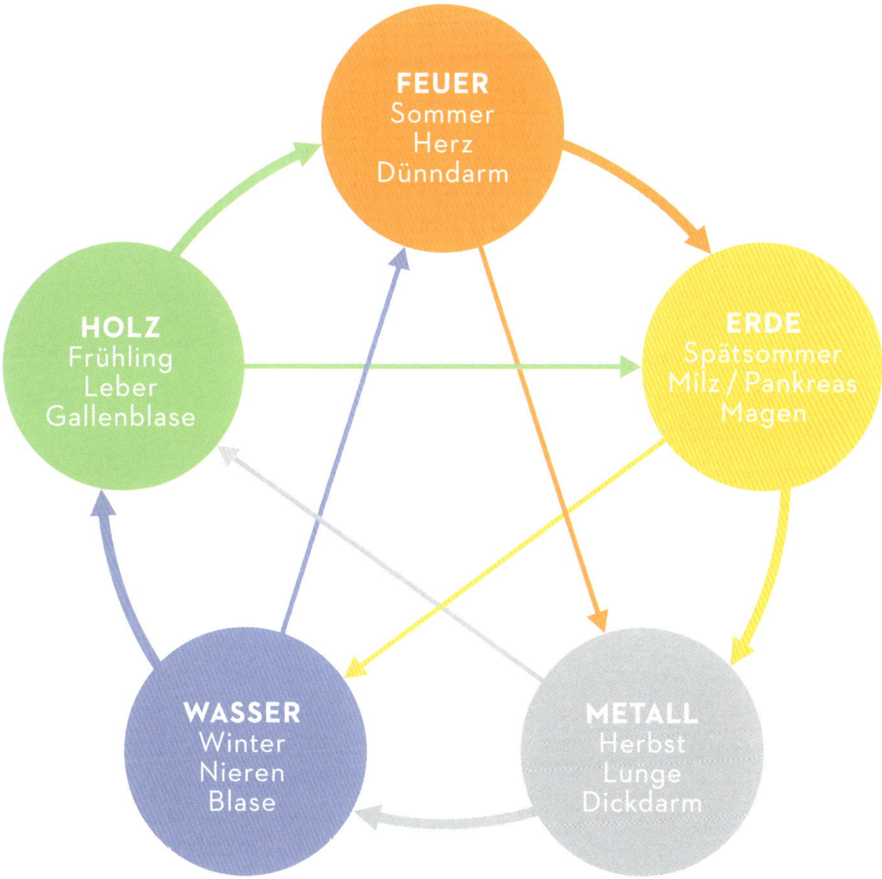

ABBILDUNG 2 Kontroll- und Aufbauzyklus

So wie die Schneeglöckchen und andere Frühlingsboten unter der Schneedecke vorerst noch nicht sichtbar sind und sich langsam im Frühling, dem Holz-Element, den Weg nach draußen bahnen, sind auch wir für unsere Umwelt noch nicht sichtbar, ausgenommen bei der Ultraschalluntersuchung. Trotzdem bekommen wir schon eine ganze Menge von ihr mit, wir sind mit ihr verbunden über die Innen-Außen-Beziehung.

DIE PLAZENTA (MUTTERKUCHEN) ALS VERBINDUNG ZUR AUSSENWELT

Die Versorgung des Fötus mit Energie und Sauerstoff erfolgt über die Verbindung der Nabelschnur mit der Plazenta. Auch der Abtransport der Abfallprodukte wird über diesen Weg erledigt. Eine weitere für uns unbemerkte Meisterleistung ist das Zusammenspiel der Gebärmutterzellen mit dem Bläschen, der Blastozyste, das der Weiterentwicklung der Morula entspricht und sich einnisten soll. Damit es zur Einnistung kommen kann, bilden die Zellen ein spezielles Zytokin (LIF) aus und das Bläschen dazu den passenden Rezeptor, die Einnistung kann beginnen. Ist die Einnistung erfolgreich, leiten die darunterliegenden Uteruszellen ihren programmierten Zelltod ein (Apoptose). Dieser Zellmüll wird abgebaut und damit werden gleichzeitig die Produktion antientzündlicher Zytokine (IL-10) sowie ein Wachstumsfaktor angeregt. Dieser bildet die Grundlage für die erfolgreiche Weiterentwicklung der Schwangerschaft. Interleukin-10 (IL-10) unterdrückt eine Immunreaktion gegen den Fötus, denn er könnte vom Immunsystem als Fremdeiweiß, wie ein Transplantat, missverstanden werden.

Auch kindliche Zellen treten durch die Plazenta und produzieren IL-10, sodass das sie umgebende Milieu im wahrsten Sinn nicht abstoßend wirkt. Mütterliche IgG-Immunglobuline treten durch die Plazentaschranke in den Blutkreislauf des Fötus und schützen ihn (siehe Kapitel Sieben).

Bemerkenswert ist, dass mütterliche Antikörper das Kind auch dann noch beschützen, wenn die Mutter 20 bis 30 Jahre davor eine Infektion hatte. Das erklärt, warum im November 2020 in Singapur ein Säugling mit Covid-19-Antikörpern, aber ohne Infektion zur Welt kam.

BIS VOR KURZEM gingen Ärzte davon aus, dass der Fötus in steriler Umgebung lebt und sein Erstkontakt mit Mikroben der Mutter im Geburtskanal stattfindet. Viele Hinweise legen nahe, dass bereits in der Gebärmutter ein Austausch von mütterlichen Bakterien zu ihrem Kind stattfindet. Begründet wird dies auch damit, dass sich Teile des Immunsystems bereits vorgeburtlich entwickeln, was auf Kontakt mit Bakterien schließen lässt. Die Forschungsergebnisse zu Darmbakterien (Mikrobiom) sind darin noch uneins. Allerdings zeigen

Statistiken einen höheren Anteil allergischer und asthmatischer Kinder, wenn sie per Kaiserschnitt zur Welt kommen. Dies wird mit dem fehlenden Kontakt des Neugeborenen mit Bakterien im Geburtskanal erklärt. Heute wird daher empfohlen, Kaiserschnittkinder sofort nach der Geburt mit einem Abstrich der vaginalen Bakterienflora zu betupfen. So kann die Besiedelung des kindlichen Darms mit mütterlichen Bakterien beschleunigt und das individuelle Mikrobiom aufgebaut werden.[1] Die gesunde Darmflora der Mutter sorgt, quasi als Einstandsgeschenk, für eine gesunde Darmflora des Kindes.

DIE ENTWICKLUNG DES EMBRYOS

Diese erstaunliche Wandlung bildet in nur 40 Wochen unsere gesamte Evolution ab. Wir starten als Einzeller, werden zum Vielzeller, nehmen während der ersten Umstülpungen die Form eines Pilzes an, bis wir aussehen wie eine Kaulquappe. Dabei schwimmen wir wie ein Fisch im Fruchtwasser, die Lunge atmet noch nicht. Eines der ersten Organe, die sich in der menschlichen Embryonalentwicklung bilden, ist der Darm.[2]

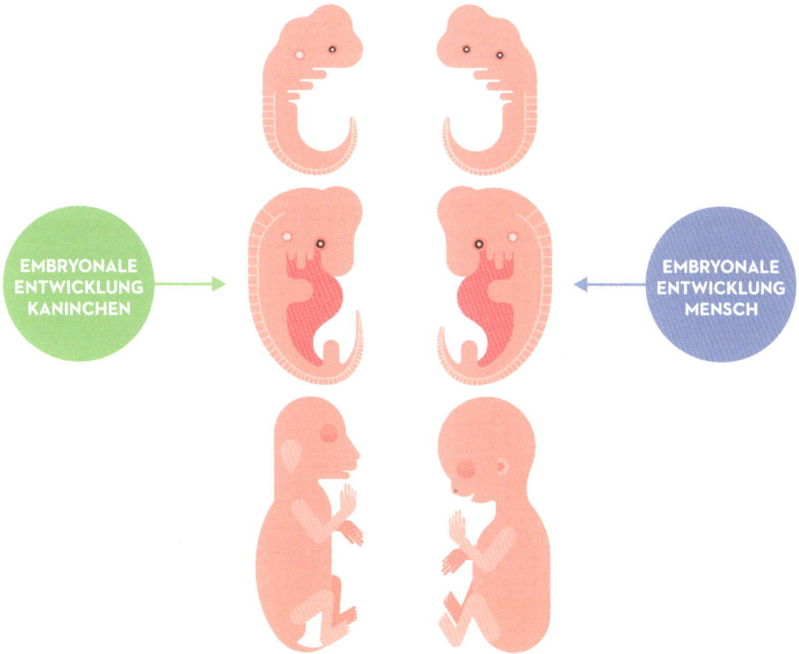

ABBILDUNG 3 Embryonalentwicklung von Kaninchen und Mensch

Bereits zum Ende des dritten Schwangerschaftsmonats besitzen Embryonen einen kompletten Verdauungstrakt mit Speiseröhre, Magen, Dünn- und Dickdarm. Während der weiteren Entwicklung wachsen die Organe lediglich. Entwicklungsgeschichtlich betrachtet ist der Darm also ein recht altes Organ. Dennoch ist er alles andere als primitiv: Mehrere hoch spezialisierte Zellschichten kleiden ihn von innen aus. Dazu gehören eine sich ständig erneuernde Schleimhaut, Drüsenzellen, zwei Muskelschichten und mehr als 100 Millionen Nervenzellen, Neurone genannt, mehr als das Rückenmark besitzt. Diese Neuronen umhüllen den Darmtrakt in einem dichten Geflecht und bilden ein eigenes Nervensystem (ENS). Ähnlich wie im Gehirn unterstützen Millionen sogenannter Gliazellen die Neuronen bei ihren Aufgaben. Weil dieses System funktionell und in seinem Aufbau unserem Gehirn ähnelt, nennen Forscher es auch „Darmhirn".

DER DARM IST nicht nur hervorragend mit Blutgefäßen versorgt, die aufgenommene Nahrungsmoleküle in den ganzen Körper leiten. Auch das Lymphsystem durchzieht mit feinen Kanälen die Darmzotten. Kleine Lymphknoten bilden dabei Reservoire für Immunzellen. Auch Wurmfortsatz (Appendix) und Blinddarm (Zökum) gehören zum Darm-Immunsystem. Ihre Wände sind mit Lymphgewebe ausgekleidet und liefern wichtigen Nachschub an Abwehrzellen. Sie sollen sicherstellen, dass keine feindlich gesinnten Zellen in den Körper eindringen können.

Wie beim Angriff in einem Film über Kampfkunst stürzen sich Samuraikämpfer des angeborenen Immunsystems den Feinden entgegen. Fresszellen (Makrophagen) und Granulozyten arbeiten zusammen. Sie verleiben sich die ungebetenen Eindringlinge ein und beseitigen auch körpereigene abgestorbene Zellen. B-Zellen erkennen spezielle Erreger und können in kurzer Zeit Immunproteine gegen sie bilden, bis zu 2.000 pro Sekunde. T-Zellen reagieren auf Viren, Plasmazellen bewachen die Grenzen an den Schleimhäuten. Sie arbeiten mit einer chemischen Abwehrkeule, dem Immunglobulin A (IgA).

Werden die Mastzellen gereizt, so reagieren sie allergisch, indem sie den Allergie-Botenstoff Histamin ausschütten. Die Nervenzellen im Magen-Darm-Trakt reagieren so wie ihre Verwandten im Gehirn auf dieselben Botenstoffe, auch Neurotransmitter genannt. Wichtig für das psychische Wohlbefinden ist dabei Serotonin, das auch vielfach als Glückshormon bezeichnet wird. Aber auch Stressvermittler wie Adrenalin und Cortisol beeinflussen den Verdauungstrakt, sie lähmen die Verdauung, Entspannung macht sie aktiv.

Ab der vierten Schwangerschaftswoche verändert sich die bis dahin scheibenförmige Struktur des Embryos. Gleichzeitig zur Darmentwicklung wird auch ein Neuralrohr gebildet sowie eine Vorstufe zum Herz, ein winziges Bläschen. Durch Längsfaltung sowie Einstülpung nach unten entsteht ein dreidimensionales Gebilde, das genauso von einer Maus oder anderen Tieren stammen könnte (siehe Abb. 3, Seite 29). Neben den Nervenzellen, die alle Reize weiterleiten wie ein Kabel, braucht es noch ein Stützgewebe, ähnlich dem Bindegewebe unter der Haut. Diese Gliazellen genannten Stützzellen bilden zusammen mit den Nervenzellen eine Einheit. Zwischen Darm und Gehirn gibt es schon im ersten Drittel der Schwangerschaft rege Kommunikation.

Vermittler dieser Kommunikation ist der Vagusnerv (N. vagus), er ist Teil unseres autonomen Nervensystems. Er führt vom Schädel zum Bauch und verzweigt sich dabei in unzählige Äste, mit deren Hilfe der Körper beispielsweise kontrolliert, wie viel Speichel fließt, wie schnell das Herz schlägt und wie aktiv der Darm verdaut. Der Nerv trägt aber auch Informationen zum Gehirn, meldet etwa: „Ich bin satt, es geht mir gut“ oder „Das Herz schlägt ruhig, ich bin entspannt“. Damit schafft er eine direkte Verbindung zwischen Darm und Psyche. Der Vagusnerv wird von verschiedenen Substanzen angeregt: einerseits von Stoffwechselprodukten, die von Darmbakterien hergestellt werden, andererseits von Botenstoffen der Immun- und Hormonzellen im Darm. Wie viele dieser Botenstoffe die Immunzellen freisetzen, hängt wiederum von der Darmflora ab. Die uns bewohnenden Mikroben stellen tausende Stoffwechselprodukte her, die ins Blut gelangen, manche davon ins Gehirn, wo sie wie Hormone wirken. Zwischen Darm und Gehirn herrscht reger Austausch, zu 90 Prozent laufen die Informationen von unten nach oben, nicht umgekehrt. In der Chinesischen Medizin wird die Verbindung Herz-Dünndarm-Gehirn ebenfalls beschrieben, sie bildet das Feuer-Element des Sommers (siehe Kapitel Drei).

DAS DARMHIRN

Das Darmhirn herrscht weitgehend allein über den Verdauungstrakt und bildet außerdem die Kommandozentrale für das Immunsystem. Die Besiedelung des Menschen mit den gesunden Darmbakterien (Mikrobiom) beginnt nach neuestem Stand schon vor der Geburt und wird im Wesentlichen in den ersten drei Lebensjahren abgeschlossen. Man geht immer mehr davon aus, dass eine Fehlbesiedelung in diesem Zeitfenster ein Risiko für spätere Erkrankungen darstellt. Diskutiert werden dabei z. B. das Risiko für eine Autismus-Spektrum-Störung, Aufmerksamkeitsdefizit-Hyperaktivitätsstörung (ADHS) bis hin zu Schizophrenie beim Kind, wobei Störungen des Mikrobioms bei Mutter und Embryo eine Rolle spielen könnten. Untersuchungen bei Mäusen haben gezeigt, dass die Darmmikroben des Muttertieres benötigt werden, damit sich die Blut-Hirn-Schranke der Babymaus noch vor der Geburt schließt.[3]

Aus dem EU-Projekt *MyNewGut* geht hervor, dass die Entwicklung des Gehirns mit einer entsprechenden Entwicklung des Darmmikrobioms zusammenhängt. Dabei spielen neben anderen Faktoren auch eine natürliche Geburt und das Stillen des Kleinkindes eine wichtige Rolle. Durch Kaiserschnitt geborene Kinder haben ein erhöhtes Risiko, an Allergien, Asthma, gastrointestinalen (Magen/Darm) Störungen, Adipositas (Fettleibigkeit) und Diabetes zu erkranken. Die Ursache dürfte eine ungenügende und von der Norm abweichende Zusammensetzung der Darmmikroben sein. Es scheint so etwas wie ein kritisches Zeitfenster in der vor- und nachgeburtlichen Entwicklung zu geben, währenddessen eine Störung des Darmmikrobioms lebenslange Konsequenzen für verschiedene Organsysteme einschließlich des Gehirns haben könnte.[4]

MÜTTERLICHER STRESS HAT KONSEQUENZEN FÜR DEN FÖTUS

Nicht nur genetische Faktoren spielen bei der Entwicklung von psychischen Erkrankungen eine Rolle, sondern auch epigenetische. Epigenetik bedeutet, dass wir unsere Gene umformen können, z. B. durch unseren Lebensstil. Jener Stress, dem die Mutter während einer Schwangerschaft ausgesetzt ist, beeinflusst epigenetisch die Bildung von Cortisolrezeptoren im kindlichen Gehirn. Genauer gesagt in dem Teil des Gehirns, in dem wir Gefühle verarbeiten, dem Limbischen System. Je höher der Cortisolanteil durch Stress, desto niedriger das Serotonin. Wir könnten auch sagen, es kommt zu einem Yin-Yang-Ungleichgewicht. Kommt es z. B. nach der Geburt nur zu geringstem Stress für das Baby, kann sich eine Überängstlichkeit entwickeln, starker Stress kann sogar schwere psychische Störungen in späteren Jahren hervorrufen.[5]

EPIGENOM – UNSER EINFLUSS AUF DIE GENE

Dieses Forschungsfeld der Molekularbiologie hat die oft zitierte These „Die Gene sind unser Schicksal“ massiv aufgemischt. Nach der Befruchtung einer Eizelle und ihrer Teilung bis zum Acht-Zell-Stadium sind alle diese Zellen gleichwertig. Jede einzelne von ihnen könnte einen gesamten Organismus hervorbringen. Ab da werden sie speziell programmiert.

Das menschliche Erbgut besteht aus 25.000 Genen, diese wiederum aus einer Doppelhelixstruktur, der DNA. Sie galt lange als Bauplan unseres Körpers, der unsere Merkmale bestimmt, auch woran wir erkranken oder nicht. Dabei wurde jedoch nicht beachtet, dass zwischen der DNA-Struktur auch andere Eiweißmoleküle angelagert waren. Sie wurden als unnützes „Verpackungsmaterial“ missverstanden. Durch die Forschung ist erkannt worden, dass diese Strukturen Gene an- und abschalten können. Dabei wird immer klarer, dass dieses

Epigenom für die Entwicklung eines gesunden Organismus ebenso wichtig ist wie die DNA selbst. Deutlich wurde den Forschern auch, dass das Epigenom durch äußere Einflüsse weit leichter als die Gene selbst verändert werden kann, und das bis ins (hohe) Alter. Die größte Überraschung: Epigenetische Signale werden über Generationen an die Kinder weitergegeben. Unsere Ernährungsgewohnheiten, unser Verhalten und Lebensstil sowie Umweltbedingungen haben enormen Einfluss auf unsere Nachkommen. Wir sind unseren Genen also nicht bedingungslos ausgeliefert. Aus diesen gewonnen Erkenntnissen geben heute Gynäkologen ihren schwangeren Patientinnen Folsäure, um Missbildungen bei Embryos zu verhindern.

SCHWANGERSCHAFT AUS SICHT DER CHINESISCHEN TRADITION

Der chinesische Begriff *Tian Gui* steht für Geschlechtsreife. *Tian* ist das Wort für Himmel, *Gui* bezeichnet die Wandlungsphase Wasser, die für die Organe Niere und Blase steht. Der Himmel bestimmt somit die Geschlechtsreife. Bei Frauen, deren Entwicklung sich in einem Sieben-Jahres-Zyklus vollzieht, beginnt Tian Gui im Alter von 14 Jahren mit der Menstruationsblutung. Männer reifen in einem Acht-Jahres-Zyklus, ihr *Tian Gui* sind die Spermien, die mit 16 Jahren die Kraft zur Zeugung erlangen.

Das Wasser der Erde (Yin) und die Energie des Himmels (Yang) erzeugen die Lebenskraft Qi, die über Leben und Tod entscheidet. Diese vitale Kraft Qi sitzt im Unterbauch zwischen den Nieren. Alle in Yoga Bewanderten kennen sie als Bauchchakra. Um diese Kraft zu erhalten, ist Meditation sehr wichtig, sei es bewegt wie im Qigong oder sitzend wie im Chan (Zen). Akupunkturpunkte können sie positiv beeinflussen. Ein kleiner Ausflug in Hard Facts:

Das Spermiogramm: In einem feuchten Milieu gut eingebettet befinden sich Millionen kleiner, wie Tierchen bewegliche Samenzellen. Nach WHO-Kriterien haben 40 Prozent der Männer in industrialisierten Ländern ein nicht zeugungsfähiges Spermiogramm. Bei 10 bis 20 Prozent der Spermien sind genetische Schäden nachweisbar. Häufig fehlen die beweglichen Anteile oder zu viele Spermien sind deformiert. Nur bei etwa jedem dritten zeugungsunfähigen Mann können Ärzte eine Ursache feststellen.

DIE CHINESISCHE DIAGNOSE: Das Ejakulat wird nach chinesischer Lehrmeinung die Essenz des Mannes genannt, diese trägt auch die Information der Ahnen in sich, ihr genetisches Potenzial. Innerhalb dieses feuchten Milieus (Yin) braucht es eine vitale Kraft, die den einzelnen Spermien die Energie (Yang Qi), sich bis zur Eizelle vorzukämpfen, ermöglicht. Vielfach durch überschießende Le-

bensführung wird das Yang Qi verbraucht (Stress im Beruf, exzessiver Sport oder Sex), die Beweglichkeit der Spermien geht verloren.
Akupunktur sowie Chinesische Kräuterheilkunde können helfen, das Yang Qi aufzubauen. Eine der verwendeten Arzneien ist auch im Westen bekannt: Ginseng. Aber auch Spargel, nicht zuletzt wegen seiner Form, wird zur Stärkung der sexuellen Energie in Ost wie West gehuldigt. Warum in einigen Ländern Stierhoden als Delikatesse beliebt sind, hat ebenso damit zu tun.

AUCH DIE EIZELLE DER FRAU ist Essenz, die chinesische Bezeichnung dafür ist Jing 精, eine viel substanziellere, die sehr stark mit dem Blut in Verbindung steht. Daher ist auch für eine gelingende Schwangerschaft auf das Blut sehr zu achten. Der Menstruationszyklus gibt Hinweis darauf. Schmerzen vor und während der Blutung, dunkles klumpiges oder sehr helles dünnes Blut zeigen Störungen an. Das Qi der Nahrung gibt dem Blut Qualität. Während der gesamten Schwangerschaft gibt es Ernährungstipps. Der Uterus wird „Palast des Kindes" (子宫) genannt. Dieser Palast sollte cosy und warm sein. Stellen Sie sich vor, Sie müssten in ein kaltes, finsteres Loch einziehen. Das würden Sie bestimmt nicht gemütlich finden und Ihr Embryo genauso wenig. Der Rat aller weisen Ärzte des antiken China: Vermeide Kälte und sorge für gute Durchblutung. Nehmen Sie sich Zeit für Meditation.

Die passende Meditationsübung: Während Sie ruhig atmen, stellen Sie sich vor, wie Sie Ihren „Palast des Kindes" einrichten würden und mit viel Licht durchfluten, um so günstige Bedingungen für eine Einnistung zu schaffen.

Die Essenz verbraucht sich mit dem Alter, idealer Zeitpunkt für die Fortpflanzung bei Frauen ist ab dem 20. Lebensjahr, bei Männern ab dreißig. Danach verringert sich das Yang Qi, die Babys werden mit weniger Qi ausgestattet. Dies kann sich durch dünnes Haar, schlechten Zahnstatus, Entwicklungsverzögerungen und andere Schwächen zeigen. Außerdem sind kleine Kinder mit dem Temperament des Holz-Elements ausgestattet, für alte Eltern eine große Anstrengung, Holz kontrolliert Erde (siehe Abb. 2, Seite 27).

DER FÖTUS

Erster Lunarmonat: Der Lebermeridian versorgt das entstehende Leben. Die werdende Mutter sollte nur gekochte Nahrung zu sich nehmen und kalte Getränke vermeiden. Aufregung, Schreck und Anspannung, aber auch Kälte verhindern die Einnistung. Getreide mit süßlichem Geschmack, wie Hirse, Gerste oder Polenta, unterstützen das Qi des Erde-Elements und damit das Blut.

Zweiter Lunarmonat: Der Gallenblasenmeridian versorgt den Embryo. In dieser Zeit wird seine eigene Essenz, Jing, gebildet. Scharfes Essen sollte vermieden werden. Jing wird durch Eier, Markknochen, Gojibeere gestärkt. Aufregung, Wut und Zorn meiden.

Dritter Lunarmonat: bedeutet die Verfestigung der Schwangerschaft, der Perikardmeridian versorgt den Fötus. Kummer, Sorgen und Ängstlichkeit vermeiden. Ihre Ernährung sollte nicht zu sauer sein, also etwa Essig meiden. Entsteht in diesen Monaten Übelkeit, so kann eine Messerspitze Ingwerpulver in ein halbes Glas lauwarmes Wasser gerührt und schluckweise getrunken werden. Übelkeit ist häufig durch zu viel Feuchtigkeit hervorgerufen. Essen Sie statt rohem Obst lieber Kompotte, Gemüse im Rohr gebraten oder gekocht. Auch wenn Salat als blutunterstützend gilt, sollte er nur als Beilage und nicht als Hauptmahlzeit gegessen werden.

Vierter bis sechster Lunarmonat: Um die Entwicklung des Fötus zu unterstützen, sollten Reis, Fisch und Suppen das Qi stärken. Bewegung und frische Luft sind wichtig, aber ohne sportlichen Ehrgeiz. Denn dieser verursacht Feuer im Herzen und führt zu Unruhe und schlechtem Schlaf. In den ersten Monaten der Schwangerschaft werden Hühnersuppen empfohlen. Wie wir heute wissen, enthalten sie, wenn lange geköchelt, hohe Anteile an Lysin, einer Aminosäure, die das Immunsystem stärkt. Unsere Omas wussten das nur durch ihre Erfahrung, ohne wissenschaftliche Studien.

Siebter Lunarmonat: wird vom Lungenmeridian gesteuert. Die Lunge regiert Haut und Körperhaare. In dieser Zeit sollte die werdende Mutter viel Bewegung im Freien haben, damit Qi und Blut zirkulieren können. Sie sollte nicht frieren und Kummer vermeiden. Reis ist jetzt die richtige Nahrung, um Bindegewebe, Knochen und Zähne zu stärken. Atemübungen, um das Herz zu beruhigen, sollten jetzt beginnen. Sie dienen bereits der Vorbereitung auf die Geburt.

Achter Lunarmonat: Der Dickdarmmeridian versorgt den Fötus. In dieser Zeit sollte nicht zu scharf gegessen werden.

Neunter bis zehnter Lunarmonat: sind vom Wasser-Element gesteuert. Das Qi von Himmel und Erde sammelt sich im „Dantian", das ist die Zone unterhalb des Nabels, sodass der Geist des Menschen (Shen) vorhanden und der Zeitpunkt der Geburt zu erwarten ist. In dieser Zeit kann die Schwangere viel Süßes essen, damit sie Kraft hat. Das freut sie sicher.

Bei Schwellungen der Gelenke, der Finger oder Knöchel: Maisbarttee

Bei Blasenproblemen: Berberitze, Petersilie

Bei Kältegefühl im Unterbauch: Fenchelsamen als Tee

DIE GEBURT – DIE ROLLE DER DARMFLORA VON MUTTER UND KIND

Egal ob östlich oder westlich betrachtet, die Geburt ist ein besonderes Ereignis, auch so ein Wunder des Lebens. Während das Kind sich durch den Geburtskanal kämpft, steht die Mutter unter dem enormen Druck der Wehen. Ein Cocktail an Hormonen wird ausgeschüttet, die Stressbelastung für das Baby ist massiv. Ganz entscheidend ist in diesem Moment die Zusammensetzung der vaginalen Bakterienflora der Mutter, aber auch ihre Fäkalbakterien, denen das Neugeborene ausgesetzt ist. Diese Bakterienflora entscheidet über die zukünftige Zusammensetzung seiner persönlichen Darmflora und diese wiederum über sein Immunsystem. Wichtige Mitspieler sind Milchsäurebakterien (Laktobazillen) und Bifidobakterien.

In den letzten Schwangerschaftswochen hat sich das Bifidobacterium infantis in der mütterlichen Vaginalschleimhaut angesiedelt. Wird das Baby auf natürlichem Wege geboren, nimmt der Neuankömmling Bifido-infantis-Bakterien zum ersten Mal auf und sorgt damit für die erste bakterielle Besiedlung des kindlichen Darms. Aber nicht nur das, sie scheinen auch epigenetische Veränderungen zu bewirken. In Studien über Wachstumsverzögerungen und Insulinresistenz der Föten kam man zu solchen Erkenntnissen.[6] Heute weiß man, dass das Immunsystem eines Föten bereits aktiv ist. Allerdings kommt es in dem Moment, wo es bei der Geburt durch die Mutter den äußerlichen Stimuli ausgesetzt wird, zur Interaktion beider Immunsysteme. Dabei spielen mütterliche Hormone, Zytokine und das Mikrobiom eine einflussreiche Rolle. Babys, die durch Kaiserschnitt auf die Welt kommen, haben auch Keime aus dem Krankenhaus im Darm, die dort nicht hingehören. Diese Fehlbesiedelung kann bereits den Grundstein für spätere Erkrankungen legen. Das bedeutet, kaum geschlüpft, wirkt sich die Umgebung bereits prägend auf unsere Gesundheit aus.

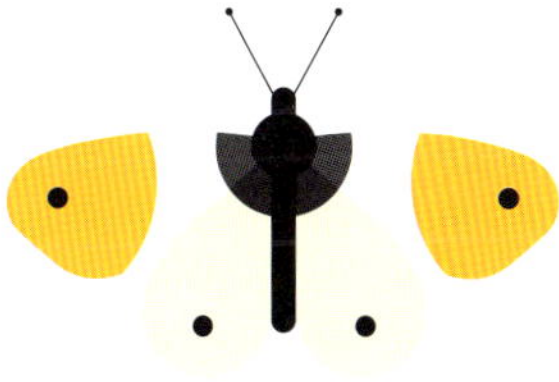

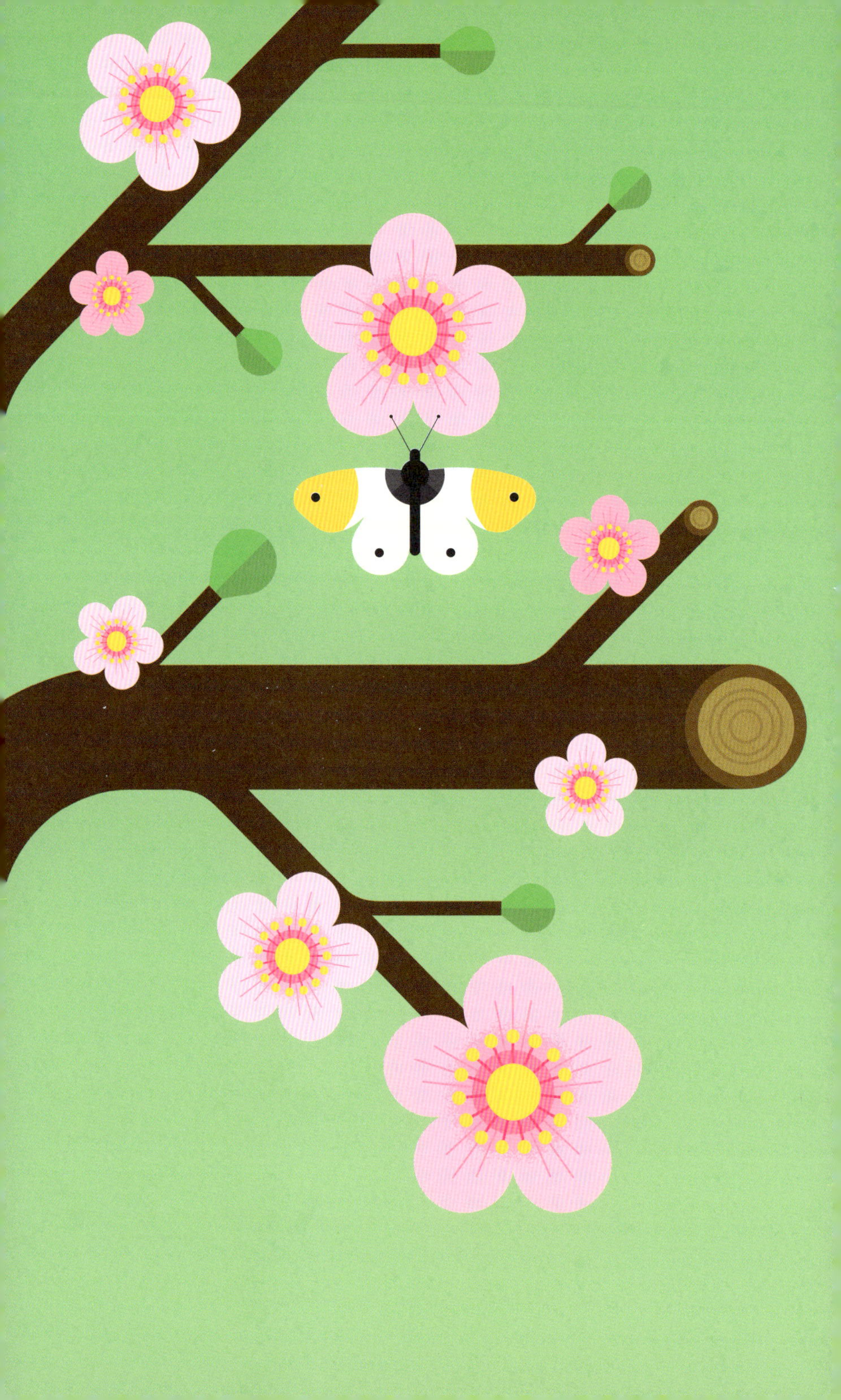

KAPITEL ZWEI

DIE KINDHEIT – DAS WACHSEN IM ZEICHEN DES HOLZ-ELEMENTS

Auch der gewaltigste Baum
war ein Keimling fein wie Flaum.
Ein Turm von neun Stockwerken
stieg aus einem Häufchen Erde hinan.
Eine Reise von tausend Meilen
fängt unter deinen Füßen an.

LAOTSE, *DAO DE JING*

DER FRÜHLING MIT SEINER EXPANSIVEN KRAFT ist mit der kindlichen Entwicklung verknüpft. Wie Pflanzen aus der Erde streben, wachsen wir ins Leben, getragen vom Bauplan unserer Gene, die von unseren Vorfahren an uns weitergegeben werden. Vergangenheit beeinflusst unsere Gegenwart und macht uns fit für die Zukunft. In dieser Zeit wächst das Gehirn, es vernetzt die täglich neuen Erfahrungen, wir lernen, aufrecht zu gehen und uns mitzuteilen. Diese Dynamik macht uns zuversichtlich, selbstbewusst und legt den Grundstein für eine positive Bewältigung des Lebens.

DAS ERWORBENE IMMUNSYSTEM ENTSTEHT

Wie schon im vorigen Kapitel angesprochen, werden die Grundlagen für eine erfolgreiche Immunabwehr bereits vor der Geburt gelegt. Mehr als 1.600 Gene beteiligen sich daran. Wir kommen mit einem angeborenen Anteil des Immunsystems auf die Welt. Ab der Geburt bahnt sich die Bildung der Zellen des adaptiven Immunsystems an. Diese erste Zeit unseres Erdenlebens sind wir also relativ ungeschützt für verschiedene bakterielle und virale Attacken.

Der Thymus ist bei der Geburt am größten, T-Zellen müssen sich daher auf veränderte Umweltbedingungen einstellen (siehe Kapitel Sieben). Zuvor in der Gebärmutter waren sie nur mit mütterlichen Antigenen konfrontiert. Jetzt werden sie durch die von außen kommenden Antigene aktiviert. Dabei ist speziell das Mikrobiom, besonders Lactobacillus acidophilus und Bifido infantis, beteiligt. Eine epigenetische Mikrobiom-Interaktion beginnt.[7]

Es gibt einen guten Grund, warum das angeborene Immunsystem relativ schwach ist, muss es doch in der Schwangerschaft seine Toleranz gegenüber mütterlichen Antigenen aufrechterhalten. Anderenfalls würde die Gefahr der Abstoßung, ein Abortus, bestehen. Dadurch ist es nach der Geburt relativ anfällig für bakterielle und virale Infektionen, dafür gibt es aber den Nestschutz.

DER NESTSCHUTZ – IMMUNITÄT VON NEUGEBORENEN GEGEN INFEKTE

Als Nestschutz bezeichnet man die Immunität von Neugeborenen gegen Infektionskrankheiten. Mütterliche Antikörper (IgG) können durch die Plazenta und später durch Stillen mit der Muttermilch übertragen werden. Beim Stillen werden ebenso Immunglobuline A (IgA) aus der Muttermilch angeboten, wobei die Vormilch, das Kolostrum, besonders viele Antikörper enthält. Es handelt sich dabei um eine passive Immunisierung.

Nach der Geburt hält der Nestschutz noch an. Hat das Neugeborene selbst ersten Kontakt zu Krankheitserregern, kann es eine eigene Immunität aufbauen. Im günstigsten Fall findet ein nahtloser Übergang statt und eine bestimmte Infektionskrankheit bricht nie aus. Durch Stillen kann der Nestschutz verlängert werden.

Ein historisches Beispiel für den Nestschutz ist die Kinderlähmung. Diese Krankheit war früher sehr selten, da die Kinder aufgrund schlechter Hygiene schon in den ersten Lebenstagen mit dem Virus infiziert wurden. Zu Epidemien von Poliomyelitis kam es erst, als die Lebensbedingungen besser, also keimfreier wurden, sodass ein Erstkontakt mit dem Virus erst nach Abklingen des Nestschutzes vorkam.

DER ENERGY-DRINK MUTTERMILCH

Muttermilch ist reich an Eiweiß, Fett, Kohlenhydraten, Vitaminen und Mineralstoffen. Sie ist perfekt abgestimmt auf das jeweilige Entwicklungsstadium. Aber Muttermilch ist nicht nur Nahrung, sie enthält alle Zutaten für unser Immunsystem in Form von Antikörpern und einem ganzen Cocktail an Hormonen und Wachstumsfaktoren, die die kindliche Entwicklung stimulieren und regulieren. Sogar innerhalb einer einzigen Fütterung schwankt die Zusammensetzung der einzelnen Fett- und Kohlenhydratbestandteile und der totalen Kalorienmenge. Auch der zeitliche Ablauf eines Stillvorganges innerhalb einer Fütterung ist genau durchdacht. In den ersten Saugminuten kommt Wasser, um den Durst zu stillen, je länger der Stillvorgang dauert, umso kalorienreicher wird die Milch.

Muttermilch ist auch reich an Laktose, dem Milchzucker. Die Laktase ist das Enzym zur Aufspaltung des Milchzuckers und im kindlichen Darm ausreichend vorhanden. Es kommt praktisch nicht vor, dass ein Säugling eine Laktoseunverträglichkeit hat, ohne dass ein angeborener Enzymdefekt vorliegt. Im Laufe der ersten Lebensjahre nimmt die Enzymaktivität graduell ab, weil sich unser Darm langsam an Nahrungsmittel gewöhnt und Milch keine Nahrungsquelle mehr ist.

Die Muttermilch enthält noch eine Spezialität, die in Kuhmilch nicht vorkommt, nämlich spezielle Zuckerverbindungen (humane Milch-Oligosaccharide, HMO). Sie sind für das Baby unverdaulich und tragen auch nicht zur Energiegewinnung bei. Sie werden einfach verwendet, um Bakterien zu füttern, zunächst nur das Bifidobacterium infantis. Es gibt eine ganze Reihe von unterschiedlichen Bifidobakterien, aber nur Bifido infantis ist anfänglich in der Lage, die Oligosaccharide aus der Muttermilch aufzuspalten, um sich selbst zu füttern. Sind Bifido-infantis-Bakterien ausreichend vorhanden, hat der Säugling einen natürlichen Schutz vor Krankheitserregern und ist außerdem auch noch sehr gut gelaunt (diese Abhandlung zur Muttermilch verdanke ich meiner Kollegin Frau Dr. Rubi-Klein).

WÄRMESCHUTZ – DAS BRAUNE FETT

Bei Menschen und Säugetieren werden zwei Arten von Fett unterschieden: das weiße und das braune. Neuerdings wurde auch eine Mischform der beiden entdeckt, es wurde beiges Fett genannt. Babys besitzen viel braunes Fett, da sie in der Lage sind, bei der Fettverbrennung viel Wärme zu erzeugen. Forscher der Medizinischen Universität Wien fanden heraus, dass Erwachsene mit aktivem braunem Fett bis zu 20 Kilokalorien mehr Energie verbrennen. Außerdem enthält dieser Fetttyp entzündungshemmende Fettsäuren, ist also ein gesundes Fett.

Aus Sicht der Chinesischen Medizin ist interessant, dass es bei Erwachsenen besonders in der Region Nacken, Hals und Brustkorb vorkommt. Dort verlaufen genau jene Meridiane, deren Akupunkturpunkte vor Wind und Kälteeinfluss schützen sollen. Viele Menschen sind in der Nackenregion sehr empfindlich gegen Kälte, hüllen sich in Schals und Tücher. Um braunes Fett zu aktivieren, sollte diese Region immer wieder der Kälte ausgesetzt werden. Welche Rolle braunes Fett noch spielt, wird in Kapitel Vier beschrieben.[8]

LERNEN HEISST VERNETZEN – DIE NEURONALE PLASTIZITÄT

Im Studium habe ich gelernt, dass sich die Zellen unseres Gehirns nicht vermehren, wir also nur deren Abbauprozess zusehen können. Heute, einige Jahrzehnte später, wissen wir aus der Forschung, dass sowohl Hirnzellen als auch ganze Hirnareale neu umgebaut werden können, je nach Verwendung.

Ein Säugling kommt bereits mit 100 Milliarden Nervenzellen (Neuronen) zur Welt. Seine Entwicklung geht mit ständiger Vernetzung dieser Nervenzellen einher. Lernen heißt also vernetzen, Verbindungen schaffen, flexibel sein. Damit unterscheidet sich das Gehirn ganz wesentlich von einem Computer, obwohl sehr häufig dieser Vergleich gezogen wird. Ein Computer hat festgelegte „Kabel", die vernetzt sind, der Mensch kann seine „Kabel" durch Lernen immer wieder neu umstecken. Wachstum und Regeneration sind beim jungen Gehirn viel ausgeprägter als im späteren Alter. Auch dabei spielen die Darmbakterien mit.

DAS DARMMIKROBIOM MACHT GESCHEIT

Kurz nach der Geburt und in den darauffolgenden Tagen und Wochen ist der kindliche Darm zwar nicht mehr steril, aber noch recht durchlässig. Durchlässig heißt, dass der kindliche Darm noch keine dichte Schleimhautbarriere aufgebaut hat. Eine „Schleimschicht“, die praktisch wie ein Schutzschild schlechte Nahrungsbestandteile oder krankmachende Keime, die zum Beispiel über Schnuller oder Spielzeug in den Verdauungstrakt gelangen, abwehrt. Sie soll also verhindern, dass ungebetene Gäste aus dem Darm über die Darmschleimhaut ins Blut und damit wieder in den Körper gelangen, wo sie Entzündungen erzeugen würden. Damit das nicht passiert, brauchen wir „Wachposten“, die diese Schleimhautbarriere bewachen. Diese Wachposten sind unsere Bifido-infantis-Bakterien. Stoffwechselprodukte der Bifidobakterien produzieren einen schützenden Schleim, ernähren und regenerieren die frühkindliche Darmschleimhaut und halten sie so intakt. Dazu bauen sie Kohlenhydrate der Muttermilch in kurzkettige Fettsäuren um. Buttersäure, eine dieser Fettsäuren, verstärkt beispielsweise auch noch die Blut-Hirn-Schranke, indem sie die Verbindungen zwischen den Zellen festigt. Schon wenige Stunden nach der Geburt sind die Grenzen dicht und ungebetene Gäste haben zunächst einmal keine Chance. Innen-Außen-Beziehungen sind somit klar definiert. Bifido-infantis-Bakterien sorgen für gute Laune bei den Babys und auch für guten Schlaf.

In den vergangenen Jahren hat das US-amerikanische National Institute of Mental Health (NIMH) in Bethesda (Maryland) sieben Pilotstudien jeweils mit bis zu einer Million US-Dollar finanziert, um die Erkenntnisse zur sogenannten Darm-Hirn-Achse zu erweitern. Ein Ergebnis dieser Studien zeigt, dass Einjährige mit gesunder Darmflora besser bei kognitiven Tests abschneiden.[9]

Kinder, die mehr Bacteroidesbakterien im Darm besitzen, entwickeln sich motorisch und sprachlich besser, sie zeigen auch eine raschere Auffassungsgabe. Einen wesentlichen Anteil bei dieser Kommunikation zwischen Darm und Hirn hat wiederum der Vagusnerv (N. vagus).

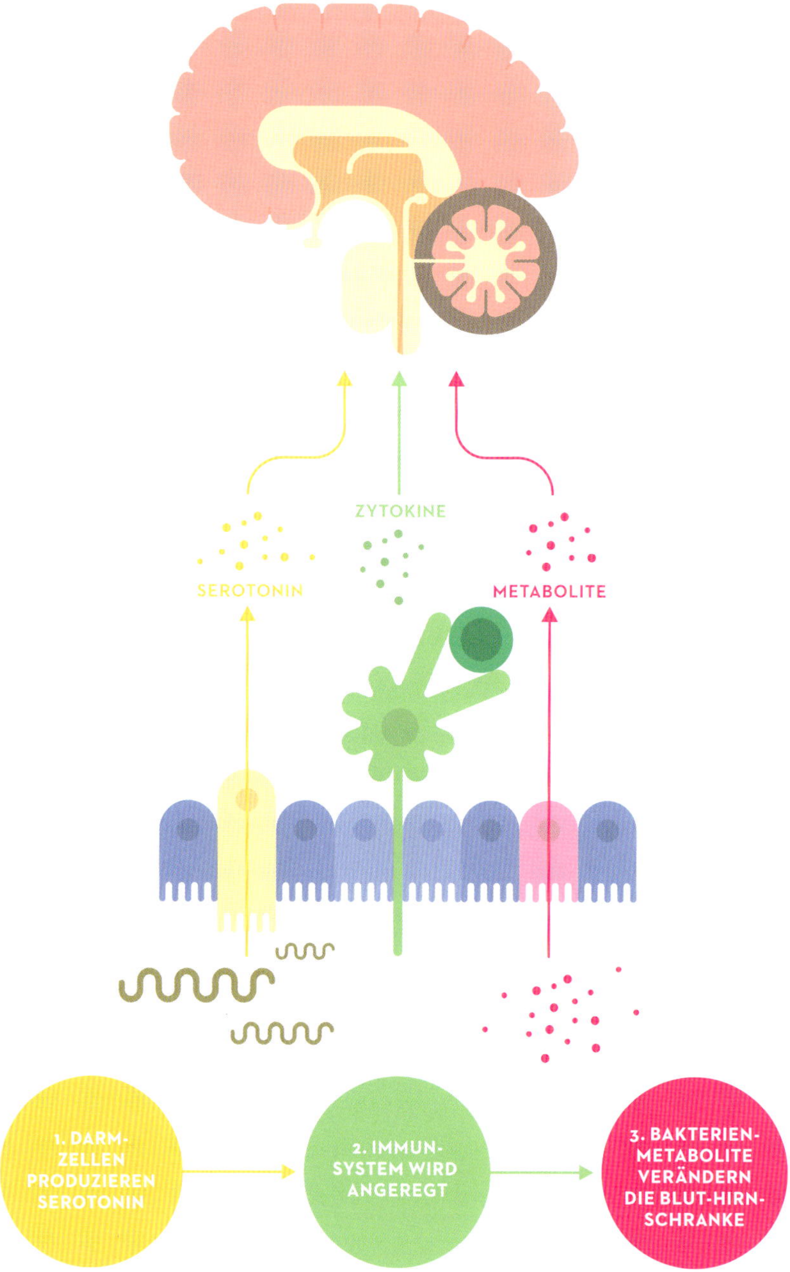

ABBILDUNG 4 Darm-Hirn-Achse

DIE WIRKUNG DER ANTIBIOTIKA AUF DEN DARM DES KINDES

Antibiotika, wenn sie gezielt eingesetzt werden, erledigen krankmachende Bakterien, das wissen wir. Als Nebeneffekt fegen sie, ähnlich einem Rasenmäher, auch über eine Reihe nützlicher Bakterien hinweg. Ein kindlicher Darm ist davon besonders berührt, baut er doch mühsam in den ersten drei Lebensjahren seine individuelle Flora auf. Die Folgen der dezimierten Darmflora sind die Grundlage für Erkrankungen, die mehr als 20 Jahre später auftreten können. Es hat sich auch gezeigt, dass sich die gestörte Flora über 6 bis 24 Monate nicht erholt, je nach Antibiotikaklasse.[10]

Mehr als 90 Prozent der kindlichen Infekte stammen von Viren. Ein Antibiotikum wirkt dagegen nicht. Eine überschnelle Antibiotikagabe ist unter den oben genannten Umständen sehr gut zu überlegen. Jedenfalls sollten nicht die dafür eingehandelten Nebenwirkungen vergessen werden. Diese betreffen die reduzierte Vielfalt der Darmflora und vermehrte krankmachende Bakterien, ihre Zerfallsprodukte wirken im Körper wie Gift (Endotoxin) und setzen über Zellen des Immunsystems (meist Makrophagen) eine Entzündungsreaktion in Gang. Dabei spielen wieder proentzündliche Zytokine (IL-1, IL-6, IL-12, TNF-α) mit. Durch eine verminderte Anzahl von Bifido- und Christensenella-Bakterien wird der Darmstoffwechsel stark verändert, was wiederum das Immunsystem beeinträchtigt.

Im Schnitt bekommen Erwachsene bis zum 40. Lebensjahr dreißigmal Antibiotika verordnet. Das hat weitreichende Folgen, wenn wir überlegen, welches Mikrobiom junge Frauen als Mütter an ihre Nachkommen weiterreichen (Epigenetik).

NEBENBEI BEMERKT: ANTIBIOTIKA werden in der Schweinemast eingesetzt, um Muskelwachstum zu fördern. Massentierhaltung und die damit verbundenen Infektionen der Tiere zeigen einen Gewichtsverlust, der durch Antibiotikagabe verhindert werden kann. Deshalb werden Tiere mit niederen Dosen weiterbehandelt, um ihr Gewicht zu steigern. Eine Folge davon ist Resistenzentwicklung gegen Antibiotika, wenn wir dieses Fleisch verzehren. Zirka 33.000 Menschen sterben in Europa jährlich an den Folgen bakterieller Infekte, weil sie gegen Antibiotika resistent sind, die Tendenz ist steigend.[11] Es sollte daher auf die Qualität der Fleischprodukte geachtet und auch nicht unnötig Antibiotika eingenommen werden.

Bakterien vermehren sich durch Teilung rasend schnell, manche Bakterien teilen sich alle 20 Minuten. Bei diesen Zellteilungen entstehen immer wieder kleine Fehler im Erbgut, sogenannte Mutationen (Genveränderungen). Bestimmte

Mutationen können dazu führen, dass ein Bakterium plötzlich gegenüber einem Antibiotikum resistent ist. Wenn nun das Antibiotikum eingesetzt wird, werden alle Bakterien abgetötet, die nicht über diese Mutation verfügen. Das mutierte Bakterium aber überlebt und kann sich nun in Ruhe ausbreiten. Alle seine Nachkömmlinge sind ebenfalls vor diesem Antibiotikum geschützt, weil die genetische Information weitergegeben wird. Zudem haben Bakterien die Möglichkeit, Resistenzen nicht nur an ihre direkten Nachkommen weiterzugeben, sondern auch an Freunde und Bekannte. Die zunehmenden Resistenzen von Krankheitserregern gegen Antibiotika sind anscheinend noch bedenklicher als bislang angenommen: Eine Studie deutet darauf hin, dass resistente Keime sowohl aktiver als auch besser übertragbar sein können. Das widerspricht der bisherigen Lehrmeinung, laut der resistente Erreger abseits einer Antibiotikatherapie eher geschwächt sind.[12]

Breitbandantibiotika verringern nicht nur die Biodiversität der Darmmikroben, sie verzögern auch die Besiedelung mit probiotischen Bakterien wie z. B. Laktobazillen und Bifidobakterien. Diese Störung der Darmflora kann zu unterschiedlichen Magen-Darm-Problemen führen mit erhöhter Bereitschaft zu Bauchschmerzen und Reizdarm. Darüber hinaus scheint eine Störung des Mikrobenökosystems im Darm bei einer Reihe von Erkrankungen mitzuspielen, die erst im späteren Alter auftreten. Dazu zählen Herz-Kreislauf-Erkrankungen, Typ-2-Diabetes, Asthma, psychische Probleme sowie weitreichende immunologische Störungen. Davon erzähle ich in den nächsten Kapiteln.

Zum Schutz Ihrer Darmflora würde ich während und mindestens noch vier Wochen nach einer Antibiotikagabe zu Probiotikaeinnahme raten. Nach meiner Erfahrung reicht es nicht, nur ein Joghurt als Darmschutz begleitend zu einer Antibiotikagabe zu essen. Stuhluntersuchungen zeigen, dass der Bakterienstamm Enterococcus faecium sehr stark unter der Therapie leidet. Diese Bakterienstämme sind in Joghurt und anderen vergorenen Milchprodukten nicht enthalten.

Übrigens, was das Thema Mutation betrifft, so verfügen nicht nur Bakterien, sondern auch Viren über diese Möglichkeit. Viele Mutationen sind völlig harmlos, andere verschaffen dem Virus genetische Vorteile. So wird aktuell (Jänner 2021) über die SARS-CoV-2-Mutation B1.1.7 angenommen, dass deren Spike-Proteine leichter an die Wirtszellen anbinden können, sodass das Virus ansteckender ist.

DER EINFLUSS VON DARMBAKTERIEN AUF DAS IMMUNSYSTEM

Lactobacillus acidophilus (L. acidophilus) und andere Laktobazillen verbessern nicht nur die Barrierefunktion in der Schleimhaut, sie unterdrücken auch die Bildung von proentzündlichen Zytokinen (IL-6, TNF-α und IL-1β). So halten sie das Gleichgewicht zu antientzündlichen Zytokinen wie Treg (IL-10/17/22). **Lactobacillus plantarum** wirkt antientzündlich durch Produktion von IL-10. **Bifidobakterien** nehmen kontrollierend Einfluss auf Entzündungen, damit auf Krebsentstehung und Allergien, verbessern die Darmbarriere und hemmen schädliche Bakterien sowie proentzündliche Zytokine.

Escherichia coli Nissle (EcN) schützt gegen Infektionen mit Salmonellen, Candida und anderen Mitbewohnern (Kommensalen). Es repariert die Darmwand und moduliert die Tight Junctions (Kapitel Fünf).

Enterokokken besonders E. faecium wirken gegen von Antibiotika verursachte Dysbiose (geschädigte Darmflora), modulieren das Immunsystem, agieren als Antitumorwirkstoff.[13]

Probiotika erweisen sich als hilfreich, denn sie:

- beeinflussen die Zusammensetzung der physiologischen Flora, indem sie die Bakterienpopulationen steigern
- verbessern die Barrierefunktion der Darmschleimhaut
- regulieren Entzündungsmediatoren

INZWISCHEN WEISS MAN auch, dass Ernährung ebenso wie verschiedene Nahrungsmittel die Darmflora modellieren können. Das beschreibe ich in Kapitel Fünf genauer. Zum Beispiel führt hoher Fettgehalt in der mütterlichen Ernährung bereits vor der Geburt zu vermehrter Bildung von proentzündlichen Zytokinen, Störungen der Serotoninproduktion und damit zu Angst und gesteigerten Depressionsraten bei Jugendlichen.[14]

Immunreaktionen können nicht nur zu schwach, sondern auch überschießend sein. Die daraus folgenden Probleme sind Allergien und Autoimmunerkrankungen.

DIE FAMILIÄRE HÄUFUNG von Allergien deutet auf genetische Einflüsse hin. Seit 2007 wurden Forscher auf epigenetische Faktoren aufmerksam. Sie entdeckten, dass im „Verpackungsmaterial" der DNA, den Histonen, entschieden wird, wie Gene kodiert werden. Dabei wurde für die Forscher überraschenderweise festgestellt, dass Lebensführung und Essgewohnheiten die Histone unterschiedlich beeinflussen und damit auch die Genregulation und die Krankheitsbereitschaft (Disposition).

Aus Sicht der Chinesischen Medizin ist das keineswegs überraschend. Sie beschreibt das genetische Potenzial als Essenz (Jing), die wir von unseren Ahnen erhalten. Je besser ihr Jing, desto günstiger die Voraussetzungen für die Nachkommen. Diese wiederum sollten durch ihre Lebensführung Sorge tragen, das ererbte Potenzial nicht leichtfertig zu verspielen.

Eine weitere Erkenntnis im Tierversuch zeigte, dass Substanzen im grünen Tee über „Lesesperren" von Genen das Tumorwachstum von Zellen verhindern können. Das antike China trank Tee vorerst zur Therapie und erst in der Tang-Dynastie (sechstes bis neuntes Jahrhundert) wurde Tee zum Modegetränk und Genussmittel.

ALLERGIEN – IMMER HÄUFIGER IN ENTWICKELTEN LÄNDERN

Durch Vergleiche zwischen Stadt- und Landkindern wurde deutlich, dass Kinder, die naturverbunden aufwachsen, viel seltener ein fehlgesteuertes Immunsystem entwickeln. Das bedeutet, dass nicht ein Zuviel, sondern ein Zuwenig an Bakterienkontakt, vor allem in den ersten Lebensjahren, zu gestörten Toleranzmechanismen führen kann. Übertriebene Sauberkeit und Hygiene mit chemischen Reinigungsmitteln sind daher kontraproduktiv. Verantwortlich dafür scheint zu sein, dass die TH2-vermittelte Immunantwort zu schwache Gegenspieler in der durch Bakterien erzeugten TH1-Reaktion erhält. Unser Immunsystem wird dabei irritiert und fehlgesteuert. Es entwickelt sich daraus eine Allergie. Dieser Erklärungsansatz wird unter dem Begriff Hygienehypothese zusammengefasst.

Nach einer Gesundheitsbefragung von *Statistik Austria* 2019 gaben zirka ein Viertel der Männer und knapp 30 Prozent der Frauen unter 60 Jahren an, chronisch an Allergien zu leiden, Kinder sind zu drei bis sechs Prozent betroffen.

ALLERGIEN – DIE ROLLE DES IMMUNSYSTEMS

Grundsätzlich laufen Immunreaktionen, die uns krank machen, genauso ab wie die im gesunden Fall, nur zum falschen Zeitpunkt oder gegen harmlose Produkte. Die allergische Reaktion war für unsere Vorfahren vor tausenden Jahren gedacht, um Parasiten wie Würmer oder Pilze abzutöten. Dabei dienen die Dendritischen Zellen (DC) als Alarmsystem. Sie schnappen sich den Eindringling (Antigen) und wandern mit diesem in den nächstliegenden Lymphknoten, wo B- und T-Zellen schlummern, um sie ihnen zu präsentieren. Die DCs produzieren als Information Zytokine, in diesem Fall Interleukin-4 (IL-4), und überschütten damit die T-Zellen. Die daraus entstehende antigenspezifische Immunantwort der TH2-Zellen sorgt für die Bildung von IgE und das Auffahren schwerer Geschütze wie Mastzellen, diese sollen die Parasiten zerstören (siehe Kapitel Sieben). Wenn nun harmlose Produkte wie Blütenpollen verkannt werden, schaltet sich völlig unnötig derselbe Mechanismus ein, wie oben beschrieben.

Parasiten können unser Immunsystem umgehen, indem sie die Erkennung als Eindringling unterdrücken. Sie lösen chronische Entzündungen aus und regen regulatorische T-Zellen (Treg) an. Als toller Nebeneffekt treten Allergien seltener auf. Das wird derzeit besonders genau an afrikanischen Kindern untersucht, deren Immunsystem durch Würmer viel robuster ist als das westlicher Kinder. Es wird daher geforscht, ob sich daraus Behandlungsstrategien gegen Asthma bronchiale erarbeiten lassen.[15]

Symptome der Allergie treten dort auf, wo das Allergen in den Körper gelangt. Sind es die Augen, kommt es zu entzündeten und tränenden Augen (Konjunktivitis). Häufig sind die Atemwege betroffen, es entwickelt sich allergischer Schnupfen (Rhinitis) bis hin zu Asthma bronchiale.

Gelangt ein Allergen über den Magen-Darm-Trakt in den Körper, kann auch die Haut mit einem Nesselausschlag (Urticaria) reagieren. Dabei kommt es zu fleckenförmigen Rötungen und Schwellungen, die höllisch jucken. Es kann auch zu lebensbedrohlichen Zuständen kommen, das kennen vor allem Bienen/Wespengift-Allergiker. Sie tragen in den Sommermonaten immer eine Spritze mit Adrenalin und ein Cortisonpräparat in ihrer Tasche, um allzeit der Gefahr eines anaphylaktischen Schocks zu trotzen. Dabei handelt es sich um einen lebensbedrohlichen Zustand, der durch die Mastzellen ausgelöst wird. Diese schütten aus ihren Granula (siehe Kapitel Sieben) eine Reihe von Mediatoren wie Histamin, Prostaglandin oder Tryptasen aus, die zu rapidem Blutdruckabfall, Zusammenkrampfen der Muskulatur der Atemwege (Bronchokonstriktion) bis hin zu Kreislaufversagen führen. Diese Reaktion kann z. B. auch von Erdnüssen und Meeresfrüchten ausgelöst werden.

Akupunktur hat bei der Behandlung von allergischen Symptomen eine gute Wirkung gezeigt. Die WHO führt sie auch in diesem Zusammenhang in ihrem Indikationenkatalog an. Der wissenschaftliche Hintergrund dürfte mit ihrer anerkannten schmerzbeeinflussenden Wirkung zusammenhängen. Akupunktur kann über die körpereigenen Opiate, die Endorphine, Schmerz reduzieren. Dabei wird in bestimmten Teilen des Gehirns, dem Hypothalamus und der Hypophyse, das Protein Proopiomelanocortin produziert, das wiederum als Vorstufenhormon der Endorphine und des Cortisols gilt. Über diese Achse scheint auch die antiallergene Wirkung zu funktionieren. Die Behandlung von Kindern wird, um Akupunkturnadeln zu vermeiden, mit Laserlicht durchgeführt und so zu einer spielerischen und schmerzfreien Aktion.

DAS SARS-COV-2-VIRUS – KREUZREAKTIVE T-HELFERZELLEN SCHÜTZEN

Die Verunsicherung bei vielen Eltern in Zeiten von Corona ist groß. Bedeutet eine rinnende Nase ohne Fieber gleich eine Covid-Erkrankung? Ganz sicher nicht. Aus vielen Studien wurden die häufigsten Symptome bei Kindern definiert: Fieber, Durchfall oder Erbrechen, Kopfschmerzen, Glieder- und Muskelschmerzen. Immer mehr Studien deuten darauf hin, dass Kinder nicht nur seltener Symptome entwickeln, sondern sich auch weniger häufig infizieren. Infektionsketten gehen meist von Erwachsenen aus und Kinder geben die Infektion seltener weiter. Als mögliche Erklärung, weshalb Kinder weniger anfällig für SARS-CoV-2-Viren sind, wird diskutiert, dass die Viren bei Kindern nicht so gut andocken können. Es fehlt ihnen noch eine bestimmte Anbindungsstelle, der ACE2-Rezeptor.

Vier verschiedene Coronaviren verursachen bis zu 40 Prozent der banalen Erkältungen, vor allem die Kinderschnupfennasen. Das Immunsystem von gesunden Menschen, die sich mit den harmlosen Coronaviren infiziert hatten, scheint Teile des Spike-Proteins des SARS-CoV-2-Virus zu erkennen. Dabei spielen T-Helferzellen eine entscheidende Rolle. Der genaue Mechanismus ist noch ungeklärt, aber es könnte eine Art Kreuzreaktion der Gedächtniszellen geben. Möglicherweise können sie ihre schützende Wirkung entfalten, indem sie rascher Antikörper gegen das neue Virus bilden? Das würde erklären, warum einige Menschen kaum Symptome entwickeln.[16, 17]

Zur Erinnerung: T-Helferzellen sind für die Koordinierung der Immunantwort verantwortlich. Dringt ein Erreger in den Körper ein, nehmen sogenannte Fresszellen ihn auf und präsentieren Bruchstücke davon (Antigene) auf ihrer Oberfläche. T-Helferzellen kontrollieren diese Bruchstücke; verfügen sie über einen mehr oder weniger passenden Rezeptor für diese Erregerfragmente, werden sie aktiviert. Aktivierte T-Helferzellen sorgen dann dafür, dass andere Immunzellen den Erreger direkt bekämpfen und passgenaue Antikörper bilden. Bei den meisten Immunantworten entstehen dann auch sogenannte T-Gedächtniszellen, die über viele Jahre im Körper überleben können.

Ein Tipp, der für alle Viruserkrankungen, ob bei Jung oder Alt, gilt: Viren sind sehr schnell durch Hitze außer Gefecht zu setzen. Genau darum produziert unser Körper Fieber. Deshalb sollten am Anfang eines Infektes möglichst nicht sofort fiebersenkende Mittel eingenommen werden, um diesen sinnvollen Abwehrkampf nicht zu schwächen.

BEWEGUNG STÄRKT DAS IMMUNSYSTEM

Sport provoziert kurzfristig einen Entzündungsreiz im gesamten Organismus, der sich unter anderem in einer deutlich erhöhten Ausschüttung proentzündlicher Zytokine zeigt. Mittelfristig kehrt sich dieser Effekt aber um, was zu einem systemischen (den gesamten Organismus betreffenden) antientzündlichen Milieu führt. Nach dem Training werden im Blut geringere Mengen des Akute-Phase-Proteins CRP nachgewiesen. Aus meiner Erfahrung kann ich sagen, dass Kinder und Jugendliche, die gerne Sport betreiben, viel seltener Erkältungen bekommen, und wenn sie erkranken, sind ihre Verläufe viel harmloser. Ein weiterer positiver Ausblick scheint zu sein, dass neben einem Schutzeffekt auf das Nervensystem (neuroprotektiver Effekt) sportliche Betätigung die Hirnleistung günstig beeinflusst.

BEWEGUNG FÖRDERT LERNVERHALTEN

Kinder brauchen Bewegung. Die Weltgesundheitsorganisation (WHO) gibt an, dass 30 Prozent der Kinder in der Volksschule bereis übergewichtig sind. Vier von fünf Jugendlichen bewegen sich nicht einmal eine Stunde pro Tag – laufen, fahren Rad oder sind anders sportlich aktiv. Weltweit sterben pro Jahr 2,8 Millionen Menschen an den Folgen von Übergewicht. Trotzdem erlebe ich in der Praxis, dass viele Menschen sich nicht bewegen wollen. Meist ist der „innere Schweinehund" dafür verantwortlich, selten mangelt es an der Erkenntnis, dass Bewegung sinnvoll wäre.

In Schulen und Kindergärten wird unter dem Vorwand der Sicherheit der natürliche Bewegungsdrang der Kinder gestoppt. Am „liebsten" sind Kinder, die sich still beschäftigen. Dabei konnte eine neue Studie von Forschern der Universität von Illinois zeigen: Bewegung wirkt sich positiv auf das Lernverhalten aus. Kinder, die sich viel bewegen, haben offenbar ein besseres Gedächtnis.[18]

KÖRPERLICHE AKTIVITÄT bringt zahlreiche Vorteile, so haben Kinder und Jugendliche, die sich bewegen, z. B. eine bessere Herzgesundheit, ihre Lungen funktionieren ebenfalls besser. Die Muskulatur wird trainiert und der Knochenaufbau unterstützt. Davon profitieren sie bis ins hohe Alter.[19] Sie lernen leichter und haben auch ein besseres Sozialverhalten.

Zum ersten Mal hat die WHO in Genf den Bewegungsmangel bei Schulmädchen und Schuljungen zwischen 11 und 17 Jahren erfasst. Für die Studie wurden 1,6 Millionen Heranwachsende an Schulen in 146 Staaten weltweit befragt. In den allermeisten Ländern sind Mädchen noch träger als Buben.[20] Bewegung unterstützt die neuronale Plastizität, baut also neue Nervenzellen auf. Dafür ist ein Protein mit dem komplizierten Namen „brain-derived neurotrophic factor" (BDNF) zuständig, es macht uns klüger.

BEWEGUNG MACHT GUTE STIMMUNG

Die geistige Aktivität wird durch die körperliche Anstrengung reduziert. Statt für das Denken und emotionale Prozesse werden die Ressourcen in Regionen gebraucht, die etwa für Muskulatur, Atmung und Körperwahrnehmung zuständig sind. Es werden dabei Stresshormone wie Cortisol und Adrenalin abgebaut und gleichzeitig die Wohlfühlhormone Serotonin und Dopamin vermehrt produziert. Damit wirkt Sport stimmungsaufhellend, sogar angstlösend. Dreimal pro Woche 45 Minuten sind schon effektiv.

Sport senkt die Aktivität im Stirnlappen unseres Gehirns (präfrontaler Cortex) ab. Ein Flow-Zustand stellt sich ein. Unter „Flow" verstehen Psychologen das wohlige Gefühl in einer Tätigkeit, eine Art energiegeladenen Tätigkeitsrausch, in dem alles wie von selbst abläuft.[21]

DER MENSCH IN DER HOLZ-PHASE

„Ist Qi in ausreichendem Maß vorhanden und kann frei fließen, sind Freude und Zorn, Glück und Unglück in Regulierung und das nennt man Harmonie", sagte Konfuzius.

Sicher ist Ihnen auch schon einmal die Situation begegnet: Ein am Boden liegendes, tobendes Kind im Supermarkt und die verzweifelte Mutter, die es zu beruhigen versucht. Das ist pure Leberenergie, die sich da eben Luft verschafft. Wut und Zorn, vor allem wenn sie sich eingeschränkt fühlt, sind ihre Ausdrucksformen. Aber das Holz-Element mit seinen zugehörigen Organen Leber und Gallenblase zeichnet sich auch durch Flexibilität und Dynamik aus. Nach der Ruhe des Winters kommt langsam die Wärme der Sonne (Yang-Energie) und leitet junge frische Aktivität ein. Aber wachsen kann nur der, der gute Wurzeln hat. Diese werden von der Niere bereitgestellt. Ist die Niere als Mutter schwach, wird ihr Kind auch schwach, ist die Mutter stark, bildet sie unser Fundament, das Holz kann sein angeborenes Potenzial umsetzen. Dafür ist freie Entfaltung unerlässlich.

Das Bild des wachsenden Kindes wird in China gerne mit Bambus verglichen. Er wächst schnell, breitet sich rasch aus. Sein Stamm ist so hart, dass er als Baugerüst verwendet wird, gleichzeitig ist er biegsam und nachgiebig, wenn der Wind ihn bewegt. Diese Qualität sollte auch über die Jahre der Reifung hinaus bis ins hohe Alter nicht verloren gehen. Von meinem Garten begeisterte Patientinnen haben mir erklärt, dass im Frühling Sträucher und Bäume beschnitten werden, damit sie im Sommer üppig wachsen und im Spätherbst Früchte tragen. Kindererziehung sollte ähnlich funktionieren. Man gibt kleine Impulse, schneidet das Ungestüm etwas zurecht, damit sie sich als Mensch entfalten und in der Mitte des Lebens Früchte ernten können. Einen Bonsai sollte man aus seinen Kindern nicht machen.

VIELE MEINER PATIENTINNEN UND PATIENTEN sind äußerst talentiert darin, sich selbst Druck zu machen. Häufig hatten sie strenge Eltern, zumindest einen strengen Elternteil. Als Erwachsene übernehmen sie diese Strenge sich selbst gegenüber. Damit wird ihre freie Entfaltung eingeschränkt. Das Holz-Element mit seinen Organen Leber und Gallenblase und die dazugehörigen Meridiane reagieren besonders empfindlich darauf. Sie müssen sich Luft machen, ähnlich wie das tobende Kind im Supermarkt.

EINE MÖGLICHKEIT, INNERE SPANNUNG nach außen zu bringen, ist die Migräne. Wenn Emotionen unterdrückt wurden, sich Stress oder Wut aufgestaut haben, entlastet sich das Qi der Leber ähnlich wie bei einem Vulkanausbruch. Ihr gestautes Qi steigt zu Kopf und entlädt sich. Die Schmerzen setzen sich in der Schläfenregion fest oder hinter den Augen, dort verläuft der Gallenblasenmeridian zackenförmig über den Kopf. Dadurch nimmt er Bezug zum Gehirn auf und wird bei Akupunktur für Migräne und andere neurologische Erkrankungen therapeutisch eingesetzt.

Menschen, die besonders anfällig auf Wind, Klimaanlagen oder Wetterwechsel sind, Kopfschmerzen, Neuralgien oder den klassischen „steifen Nacken“ bekommen, haben eine schwache Leber. Sie können „aufbrausend“ oder auch melancholisch sein, wie eben der Wind, Sturm oder ein Lüftchen sein können. Viele beschreiben sich als „himmelhoch jauchzend“ oder „zu Tode betrübt“. Die Schwankungen zeigen, dass das Qi der Leber nicht frei fließt. Dazu können Symptome wie Spannungsgefühl unter den Rippenbögen, das Gefühl, nicht durchatmen zu können, Schluckbeschwerden – die chinesische Diagnose dazu ist „Pflaumenkern-Qi“ –, so als ob etwas im Hals steckt, bis hin zu Schilddrüsenproblemen auftreten.

Wind kann sich auch durch Drehschwindel, Tinnitus, Gesichtslähmung (Fazialisparese), Neuralgien (z. B. Trigeminusneuralgie) und Zittern (Tremor) zeigen. Der Druck, der sich nach oben entlädt, kann auch den Blutdruck erhöhen und im schlimmsten Fall zum Schlaganfall führen. Bei Männern, die unter Druck stehen, kann ähnlich wie in einem Dampfkessel die Hitze zum Kopf steigen. Häufig entlasten sie sich durch Brüllen. Am höchsten Punkt des Kopfes befindet sich das

Ende des inneren Astes des Lebermeridians, der Akupunkturpunkt wird Bai Hui genannt. Die aufsteigende Hitze verbrennt förmlich die Haarwurzeln, es bildet sich eine kreisrunde Glatze. Oft werden dickliche Mönche mit dieser Art der Glatze dargestellt. Sie waren früher bekannt für üppige Ernährung und Alkohol, auch so kann Hitze in den Leber- und Gallenblasenmeridian kommen.

WAS IMMER HILFT ist Bewegung. Holz-Menschen sind meist sportlich, denn so kommt das Qi wieder in Fluss, der Flow stellt sich ein. Sehnen können Probleme machen, verstauchte Knöchel, verletzte Bänder, unsicherer Gang verlangen die Aufmerksamkeit für das Holz-Element. Nägel gelten als Ausläufer der Sehnen, sind sie brüchig oder rissig, verteilt die Leber das Blut nicht harmonisch, weil ihr Flow gestört ist. Das gleiche gilt bei der Monatsblutung. Eine Menstruationsblutung, die Schmerzen verursacht, klumpiges Blut aufweist, zu früh oder zu spät kommt, weist auf Funktionsstörungen der (chinesischen) Leber hin.
Auge: Der stechende Blick, die funkelnden Augen verbergen die Wut nicht, man kann auch blind vor Wut sein oder weinen vor Zorn. Das Auge ist unser einziges Sinnesorgan, das sich bewegt, daher zählt es ebenfalls zum Holz. Astigmatismus, Nachtblindheit, trockene Augen, verminderte Sehkraft sind Hinweise, dass das Holz-Element nicht stark genug ist, das Auge zu versorgen, scharf zu stellen und zu regulieren.

IST DAS HOLZ INTAKT, gilt das Zitat von Meister Sun Zi: „Der General (Leber) arbeitet die Strategie aus, die Gallenblase entscheidet über die korrekte Durchführung. Dazu braucht es Mut und Urteilsvermögen.“ Holz-Menschen sind ideale Checker, Manager, sie sind General ihres Lebens, entschlossen, mutig, nicht zögerlich. Dieser Mut wird in China der Gallenblase zugeschrieben, mit ein Grund, warum leider immer noch Bärengalle unerlaubt zur Therapie eingesetzt wird. Eine schwache Gallenblase macht nicht nur Verdauungsprobleme, sondern auch zögerlich, diese Menschen können sich nicht entscheiden. Meister Sun Zi sagt: „Man mag genau wissen, wie man siegt, ohne aber fähig zu sein, es zu tun.“

Schlaf ist kein Problem, solange das Leber-Qi frei fließt. Steht es unter Druck, entstehen Durchschlafstörungen. Meist liegt man zwischen ein und drei Uhr morgens wach, ärgert sich, kann nicht mehr einschlafen, ärgert sich noch mehr, kann noch weniger schlafen und ab dem Morgengrauen, spätestens gegen fünf Uhr könnte man wieder einschlafen, aber da läutet schon bald der Wecker. Trotzdem ist der Holz-Charakter ein Early Bird, er springt rasch aus dem Bett, ist schnell fit für den Tag. Auch das Power Nap in der Minimalzeit zwischen 13 und 15 Uhr hilft, den versäumten Schlaf der Nacht zu kompensieren.

DIE ORGANUHR: Jedes Organ wird in den 24 Stunden des Tages zwei Stunden maximal mit Qi versorgt. Dadurch gibt es pro Tag zwei Phasen, die für die jeweilige Organfunktion von Bedeutung sind, ihre Maximal- und ihre Minimalzeit. Diese Zeiten geben auch einen Hinweis auf den Zustand der Organe und mögliche Funktionsstörungen:

Maximalzeit der Leber: 1 bis 3 Uhr, Minimalzeit: 13 bis 15 Uhr
Maximalzeit der Galle: 23 bis 1 Uhr, Minimalzeit: 11 bis 13 Uhr

Sind die Organe in Harmonie, gibt es keine Probleme zu diesen Zeiten. Beispiele: Bei Schwäche reagiert die Leber in ihrer Minimalzeit mit Müdigkeit. Bei Fülle der Gallenblase reagiert diese in ihrer Maximalzeit mit Kolik.

DAS KONZEPT DER LEBENSPFLEGE – YANG SHENG 杨生

Das Konzept der Lebenspflege wurde in China zirka 400 Jahre vor unserer Zeitrechnung formuliert. Seine Idee ist es, Gesundheit und Harmonie von Körper, Geist und Seele herzustellen. Dafür sollte auf die Einflüsse von außen wie Wind, Hitze oder Kälte, wie sie in den verschiedenen Jahreszeiten vorkommen, Bedacht genommen werden. Gleichzeitig sollte die innere Harmonie durch Kontrolle exzessiver Emotionen, Ernährung, Schlaf, Entspannung gepflegt werden. Dazu wurde auf zwei Konzepte zurückgegriffen:

- **das Konzept des Yin und Yang**
- **das Konzept des Qi**

DAS YIN-YANG-KONZEPT bildet den Überbegriff für zwei scheinbar wesensverschiedene, jedoch sich ergänzende Aspekte allen Lebens. Yang 阳 bedeutet Sonnenseite, Yin 阴 Schattenseite eines Hügels. Damit wird die Gleichzeitigkeit sich scheinbar widersprechender Zustände beschrieben und dabei auch ihr ständiger Wandel mitgedacht. Das Symbol dieses Konzepts ist die Monade. Tag und Nacht, Berge und Täler, Hitze und Kälte, aber auch Beuge- und Streckmuskulatur, Dynamik und Ruhe, Substanz und Energie, Fülle- und Leerezustände, Schlaf-Wach-Rhythmus und andere gegensätzliche Paare sind als dualistische Assoziationsreihen der Naturphänomene beschrieben. Der Kreis ist das Symbol der Dynamik des Lebens, in dem alles mit allem verbunden ist.

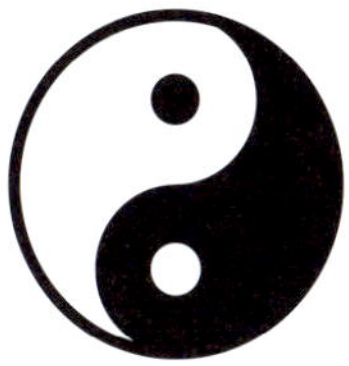

ABBILDUNG 5
Yin und Yang

So auch das Innen mit dem Außen über die Versorgung der Blutgefäße, der Nervenbahnen, der Muskelketten, entlang derer in der Chinesischen Medizin die Meridiane verlaufen. Innere Emotionen zeigen sich im Außen, z. B. „wenn Blicke töten könnten“ oder Tränen fließen. Äußere bioklimatische Faktoren wie Wind, Nässe oder Hitze können den inneren Organen Schaden zufügen, z. B. macht Kälte Blasenentzündung. Während der westlichen Auffassung nach das Prinzip der Polarität Entweder – Oder herrscht, wird im antiken China mit Und – Auch ein integratives Konzept verfolgt.

Bei uns z. B. ist entweder Tag oder Nacht. In China besteht der Tag aus 24 Stunden, in denen je nachdem mehr Licht (Tag) oder weniger davon (eben Nacht) ist. Die Übergänge sind fließend, sie zeigen sich in der Sinuskurve der Monade. Es gibt ja noch die Dämmerung sowie die Jahreszeiten, die das Tageslicht beeinflussen. Ein Westeuropäer würde die dunkle Yin-Seite von der hellen Yang-Seite mit einem geraden Strich trennen, nach dem Motto: Entweder – Oder.

Yin und Yang drücken nichts Krankhaftes aus, sie sind Symbole, nicht gut oder schlecht, ihre Bewertung ist immer relativ zu sehen. Wenn Sie z. B. hungrig sind, tut das Füllen Ihres Magens mit Nahrung gut. Wenn Sie schon satt sind und Sie essen weiter, tut Ihnen die Fülle möglicherweise nicht mehr gut, Sie bekommen Magenschmerzen oder Ihr Magen wehrt sich, indem er die Fülle nach oben retour schickt. Fazit: Es ist alles eine Frage der Perspektive.

DAS QI-KONZEPT: In den über 30 Jahren meiner Lehrtätigkeit für Ärzte in Akupunktur habe ich die Erfahrung gemacht, dass der Begriff Qi 气 anfänglich auf Unverständnis stößt, ja bei vielen sogar den Beigeschmack esoterischer Spinnerei auslöst. Dennoch wird in allen Kulturen ein Wort verwendet, das den nicht materiellen Teil des Lebens beschreibt. Im antiken Griechenland war es „Pneuma“, in Indien „Atma“, bei uns „Seele“.

Qi hat keine Form, aber es ist spürbar. Der Geruch und Geschmack von Speisen ist Qi, die Wärme, die wir spüren, ist Qi, die Dynamik, die das Blut antreibt, ist Qi, die Liebe, die wir geben, ist Qi. Die Energie, die wir aus der Nahrung erhalten, ist Qi. Wenn Qi aus unserem Körper entweicht, bleibt leblose Materie zurück, Qi muss also fließen, dann sind wir lebendig und gesund.

Damit ist Lebenspflege (Yang Sheng) der integrative Weg, Körper und Geist, also Materie und Energie zu nähren, um Gesundheit auf beiden Ebenen bis ins hohe Alter zu bewahren. Wie wir aus der Epigenetik wissen, geben wir die Auswirkungen unseres Lebensstils auch an unsere Nachkommen weiter. Ein Grund mehr, Yang Sheng zu kultivieren.

YANG SHENG 杨生 FÜR HOLZ-MENSCHEN

Bewegung: Harmonische Bewegung, nicht auspowern ist die Devise. Dafür eignet sich Tangotanzen genauso wie Joggen, Radfahren, Wandern, Yoga.
Besonders harmonisch sind die Bewegungen des Taiji und Qigong, die dem langsamen Rhythmus des eigenen Atems folgen. Taiji macht Gelenke und Sehnen geschmeidig, koordinierte Bewegung fördert die Harmonie der Holz-Energie.
Stressabbau: Schreien oder Seufzen hilft dem Holz-Element zwar zu entspannen, kommt aber wahrscheinlich im Sozialleben nicht so gut an. Versuchen Sie es mit lautem Singen.
Musik: Im antiken China wurden Saiteninstrumente verwendet, um das Qi frei zu machen. Sie galten auch als Symbole für Reinheit und Mäßigung. Ihre Musik macht gütig und versöhnlich.
Ernährung: Der saure Geschmack bündelt Feuchtigkeit, scharfer Geschmack zerstreut Kälteenergie. Getreide mit leicht bitterem Geschmack wie Gerste hilft der Leber bei ihrer Funktion zu entgiften, ebenso leicht bittere Gemüse wie Radicchio, Rucola, italienischer Löwenzahn, Chicorée. Vermeiden Sie stark erhitzte Fette z. B. aus der Fritteuse, zu viel Alkohol, exzessiven Sport.
Die Farbe Grün: als Symbol der Natur; tritt über das Auge in die Leber und besänftigt sie. Das Naturerleben dient der inneren Harmonie. Grüne Nahrungsmittel unterstützen dabei.

LIU ZI JUE 六字 訣 – DIE SECHS HEILENDEN LAUTE (4. JAHRHUNDERT)

Liu Zi Jue ist eine Form des Qigong, die für die Gesundheit des Geistes und langes Leben praktiziert wird. Dabei wird den jeweiligen Elementen ein Ton zugeordnet, der zusammen mit der Atmung eine Schwingung erzeugt. Diese Schwingung lässt das Qi der jeweiligen Organe frei fließen. Der Ton des Holzes ist Xu, gesprochen wie *schüüü*, wobei die Zähne zusammenbleiben.

Probieren wir es aus: Eine entspannte Steh- oder Sitzposition einnehmen, tief durch die Nase einatmen, dann langsam, leise *schüüüüü* ausatmen. Dabei den Organen ein Lächeln schicken und ihnen für ihre unermüdliche Tätigkeit danken. Achtmal wiederholen, Sie sollten eine angenehme Schwingung unter den Rippenbögen verspüren.

Massieren Sie Ihre Kopfhaut, Sie bewegen damit das Qi am Gallenblasenmeridian und durchbluten Ihr Gehirn. Setzen Sie sich nicht bzw. lassen Sie sich nicht unter Druck setzen.

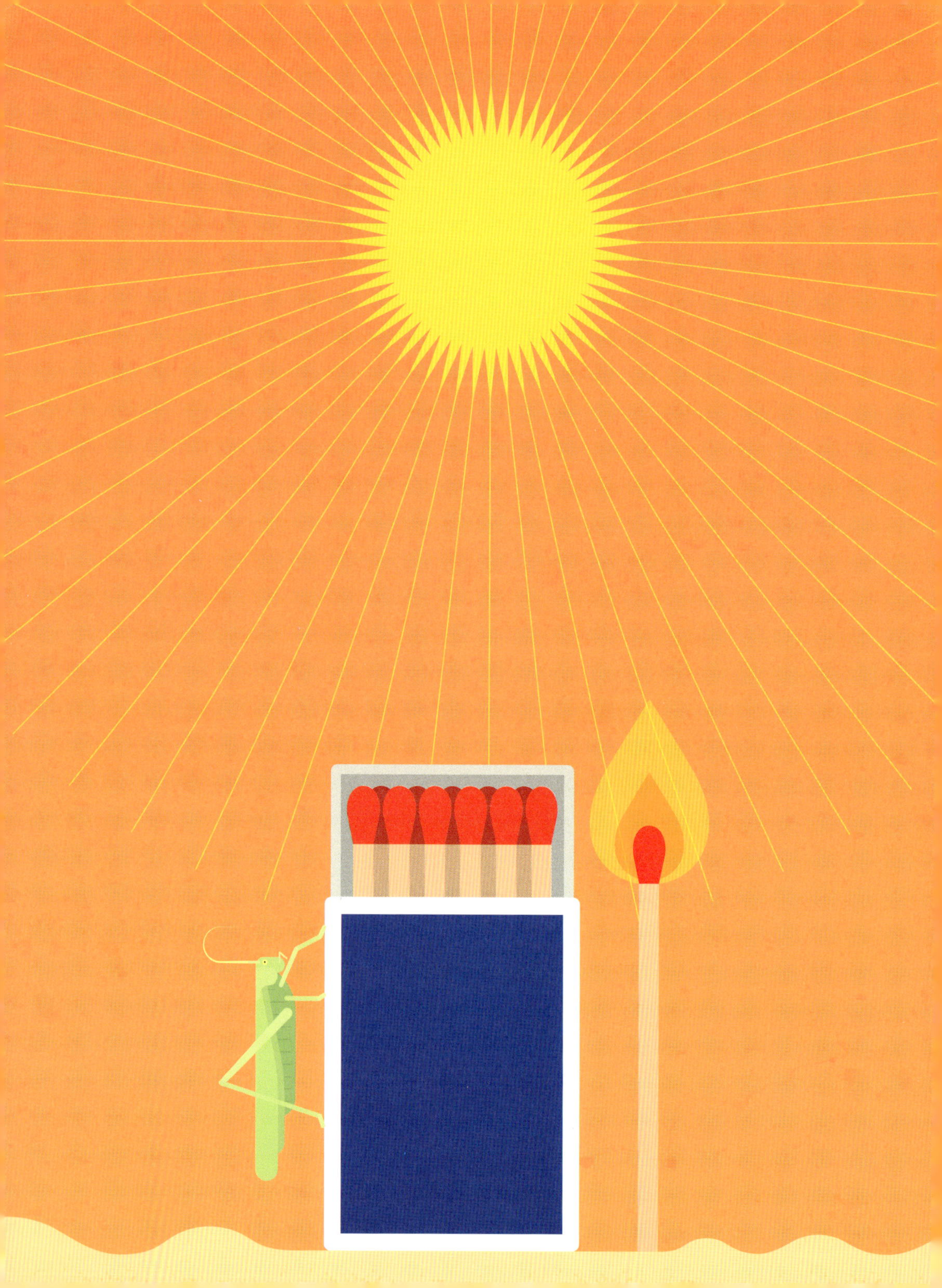

KAPITEL DREI

DAS FEUER DER JUGEND – DAS FEUER-ELEMENT

Rasches Gehen überwindet Kälte,
in Ruhe verweilen überwindet Hitze.
Indem man ruhig und friedlich bleibt,
wird man zum Anführer seiner selbst.
LAOTSE

NICHTS KANN UNSERE ENTWICKLUNG in die Jugendjahre aufhalten, sie wird zur Wandlungsphase Feuer gezählt. Die Sonne steht jetzt im Zenit und die Natur profitiert von ihrer Kraft, so auch wir. Lebenslust, Leidenschaft und ein gesundes Ich-Gefühl lassen die vom Sommer aufgeheizten Emotionen rasch einmal überschießen – wer stöhnt nicht manchmal unter seinen pubertären Kindern? Nicht zufällig regieren in dieser Zeit die Organe Herz und Dünndarm. Das Feuer des Herzens belebt den Geist (神 Shen), indem es ihm Klarheit vermittelt, Ideen kreiert, Inspiration und Esprit hervorbringt. Ist das Element Feuer in Harmonie, sind wir im Einklang mit uns und können unser Herz für andere öffnen. Liebe, Mitgefühl und soziale Kontakte, Lebensfreude und Lachen fallen uns leicht.

Die Jugend ist auch ein Zeitraum bester Gesundheit. Viele Erkrankungen der Kindheit verlaufen nur einmal im Leben, das verdanken wir unseren Immunzellen. Das Immunsystem wurde bereits durch Infektionen geformt, die ohne Symptome ablaufen können. Wir nennen diese Immunreaktion des Körpers stille Feiung.

Der Kontakt mit Krankheitserregern ist ein wichtiges Training für das Immunsystem, so wie Kontakte mit anderen Menschen uns zu sozialen Wesen formen. Daher ist für Jugendliche nichts wichtiger als ihre Peergroup, die Beziehung zu Gleichgesinnten. So ein Training für das Immunsystem kann z. B. ein fieberhafter Infekt sein. Viele Mütter sind sofort besorgt, wenn ihr Kind Fieber hat, das ist aber nicht nötig. Zeigt es doch nur, dass eine gesunde und natürliche Reaktion im Körper abläuft. So wie bei einer Entzündung.

ENTZÜNDUNG – DAS FEUER DER ABWEHRZELLEN

Sobald es ein Mikroorganismus, also ein Erreger, geschafft hat, die Barrieren von Haut oder Schleimhäuten zu durchdringen, sprechen wir von einer Infektion. Meistens bekommen wir davon gar nichts mit, denn unser angeborenes Immunsystem steht kampfbereit an der Front. Makrophagen im Gewebe sind mit Mustererkennungsrezeptoren (PRR, pattern recognition receptors) ausgestattet, die sofort die Gefahr des Eindringlings erkennen, ihn aufgreifen und verschlingen (Phagozytose). Bei dieser Phagozytose helfen auch Sauerstoffradikale und Stickoxide mit, um den Eindringling abzutöten. Auch das Komplementsystem in der extrazellulären Körperflüssigkeit ist ständig in Bereitschaft, fremde Organismen zu beseitigen. Unser angeborenes Immunsystem ist also höchst effizient. Gelingt es auf diesem Weg nicht, das Pathogen, den Erreger, zu beseitigen, dann wird quasi „schärfer geschossen", eine Entzündungsreaktion kommt in Gang.

WIE SEIT DER GRIECHISCHEN ANTIKE gelten vier Hauptmerkmale für jede Entzündung: Rötung (rubor), Hitze (calor), Schwellung (tumor) und Schmerz (dolor). Sie kennen das sicher, ob bei einem lästigen Pickel bis hin zu einer dicken Backe bei Zahnschmerzen. Wie kommen sie zustande? Ich beschreibe diese Reaktionen deshalb so ausführlich, weil sie auch bei einer Infektion mit SARS-CoV-2 so ablaufen.

Makrophagen und Mastzellen rufen Hilfe herbei, sie setzen Zytokine frei. Dabei sind die Interleukine IL-1, IL-6 und TNF-α die Startfaktoren der Entzündung. TNF-α bewirkt, dass sich die kleinen Blutgefäße weiterstellen, damit mehr Blut an den Infektionsort gelangt und somit mehr Immunzellen an den Infektionsort transportiert werden können. Was wir davon bemerken, ist die Rötung und Hitze als Reaktion.

Durch die erweiterten Blutgefäße verlangsamt sich auch der Blutstrom, was den Immunzellen den Durchtritt ins betroffene Gewebe erleichtert (Diapedese). Jetzt kommen noch Proteine des Komplementsystems ins Spiel, sie leiten die Zellen an den Ort der Entzündung (Chemotaxis). Die Abtötung des Infektionserregers kann beginnen. Dieser Vorgang nimmt einige Tage in Anspruch. Doch damit ist der Kampf noch nicht vorbei.

Nahezu zeitgleich starten Dendritische Zellen (DCs) die erworbene Immunantwort. Nehmen sie durch ihre PRRs eine Entzündung wahr, so verändern sie ihre Form. Sie runden sich ab und wandern durch die Lymphgefäße in einen Lymphknoten. Dabei nehmen sie die als Gefahrensignal wahrgenommenen Erreger, die Antigene, auf und wandeln sie in Eiweißkomplexe um, die sie an ihre Zelloberfläche platzieren. Spannend dabei ist, dass diese DCs auf Bakterien, Viren und Parasiten mit unterschiedlichen Zytokinen reagieren. Dadurch informieren sie die T-Zellen zielgenau, um welches Antigen es sich handelt. So zum Beispiel bei Viren mit IL-12, wodurch sich T-Zellen in zytotoxische T-Zellen verwandeln. Die T-Zellen klettern jetzt an der Zelloberfläche der DCs entlang und lesen die Information ab. Sie teilen sich und bilden aktivierte T-Zellen, z. B. T-Helferzellen. Diese wiederum aktivieren B-Zellen, die dann Antikörper bilden. Diese

Antikörper der IgM-Klasse können im Blut nachgewiesen werden. Erst später kommen IgA und IgG dazu. Dieser gesamte Vorgang nimmt wieder einige Tage in Anspruch. Das erklärt, warum die Diagnostik einer Infektion nicht unmittelbar möglich ist. Zwischen der Infektion und der Immunantwort des adaptiven Immunsystems vergeht eine Latenzzeit, die Tage bis Wochen dauern kann. So ist z. B. eine Covid-Infektion nach vier bis sechs Tagen, HIV sogar erst nach mindestens sechs Wochen nachweisbar.

Ein Teil der T- Helferzellen wandelt sich später auch in Gedächtniszellen, die Memoryzellen, um, sodass sie bei neuerlichem Kontakt mit dem Antigen bereits sehr schnell zuschlagen können. Das ist der Immunisierungseffekt. Diese Vorgänge bilden die Basis einer gesunden Immunantwort, was auch bedeutet, dass unser Immunsystem umso schlagkräftiger ist, je mehr Kontakt wir mit Antigenen im Laufe der Kindheit hatten. Aus dieser Erkenntnis hat sich die Hygienehypothese entwickelt (siehe auch Kapitel Zwei). Sie geht davon aus, dass Kleinkinder in einer Großstadt weniger Erregern als auf dem Land ausgesetzt sind. Daraus ergibt sich eine geringere Immuntoleranz und eine erhöhte Bereitschaft, Allergien zu entwickeln.

Entzündungen sind die natürliche Antwort des Körpers auf Eindringlinge. Auch wenn Entzündungen lästig sind, zu Fieber oder Schmerzen führen, zeigen sie uns gleichzeitig, dass wir noch in der Lage sind, uns zu wehren. Je mehr Kontakte wir haben, desto vielfältiger ist unsere Immunabwehr. Kleinkinder nehmen in den ersten zwei bis drei Jahren jeden Infekt im Kindergarten auf, als junge Menschen sind sie dafür weniger anfällig für Infektionen. Ihr immunologisches Gedächtnis schützt sie bis ins Alter und wird erst dann schwächer. Diese Merkfähigkeit des Immunsystems wird auch bei Impfungen genutzt.

COVID-ERKRANKUNG BEI JUGENDLICHEN

Viele Diskussionen fanden bisher im Laufe der sogenannten Coronakrise über die Ansteckungsgefahr durch Kinder und Jugendliche statt. Tatsächlich wurden die Schulen und Kindergärten meist wegen positiv getesteter Pädagoginnen geschlossen.

Die Studienlage knapp ein Jahr nach Ausbruch des Virus zeigt, dass Kinder und Jugendliche zwischen ein bis fünf Prozent der weltweiten Covid-positiv getesteten Personen ausmachen. Sie sind viel weniger gefährdet, massiv zu erkranken, und von ihnen geht ein geringeres Risiko zur Infektion aus. Die Übertragung erfolgte in den meisten Fällen durch engen Kontakt mit infizierten Familienmitgliedern (89 Prozent). Diese Erfahrungen werden aber von Fachleuten sehr unterschiedlich diskutiert.

Britische Forscher berichten, dass Kinder und Jugendliche unter 20 Jahren im Vergleich zu Erwachsenen ab 20 Jahren eine um 44 Prozent geringere Wahrscheinlichkeit haben, sich mit SARS-CoV-2 anzustecken. Besonders gering war das Infektionsrisiko bei Kindern unter 10 Jahren.[22]
Eine im Fachblatt *Science* kürzlich veröffentlichte Studie kommt zu dem Ergebnis, dass Kinder besonders häufig Kinder derselben Altersgruppe anstecken, selten jedoch Erwachsene.[23] Das bedeutet, soweit Anfang 2021 bekannt ist, dass offen gehaltene Schulen und Kindergärten kein großes Risiko für die Gesundheit der Gesamtbevölkerung zu sein scheinen. Da gehen aber die Meinungen von Wissenschaftlern untereinander und der Politik nicht konform. Ein hohes Risiko gilt allerdings für Jugendliche mit Übergewicht, alle schweren Fälle hatten einen BMI (Body-Mass-Index) über 32. Dabei wird die Rolle von Fast Food besonders hervorgehoben.[24]

STRESS BEFEUERT DIE ORGANE

Das Gehirn spielt die Schlüsselrolle in der Stressantwort. Es entscheidet, was es als normalen Reiz oder als alarmierend bewertet. Je nachdem werden die körperlichen und Verhaltensantworten gesteuert. Dabei beteiligen sich über Reize des autonomen Nervensystems (ANS) und diverser Hormone das Herz-Kreislauf-System, das Immunsystem, der Darm, die Nieren und andere Organe über die Hypothalamus-Hypophysen-Nebennieren-Achse (HPA-Achse), dessen Aufgaben weitgehend unbewusst bleiben. Das ANS steuert die Funktionen innerer Organe. Diese sind autonom, das heißt nicht willentlich zu beeinflussen.

Zwei Nerven leiten diese Informationen weiter, der eine übernimmt dabei die Rolle des Unruhestifters, er heißt N. sympathicus. Der Ruhige als Gegenspieler ist der N. vagus. Beide arbeiten perfekt nach dem Yin-Yang-Prinzip zusammen, solange wir in einem emotionalen Gleichgewicht sind.

Kommt ein Stressauslöser ins Spiel, senden unsere Sinnesorgane via ANS Informationen ins Gehirn. Vom Säbelzahntiger bis zur Vorstandssitzung, von Prüfungssituationen bis zur Familienfeier, wenn eine Situation unbewusst als Stress bewertet wird, werden Nervenimpulse an jene Hirnanteile weitergeleitet, die unsere Emotionen und das Triebverhalten verarbeiten. Diese Strukturen bilden das Limbische System. Ich nenne es unser „Krokodilhirn", da es der älteste Anteil des Gehirns ist.

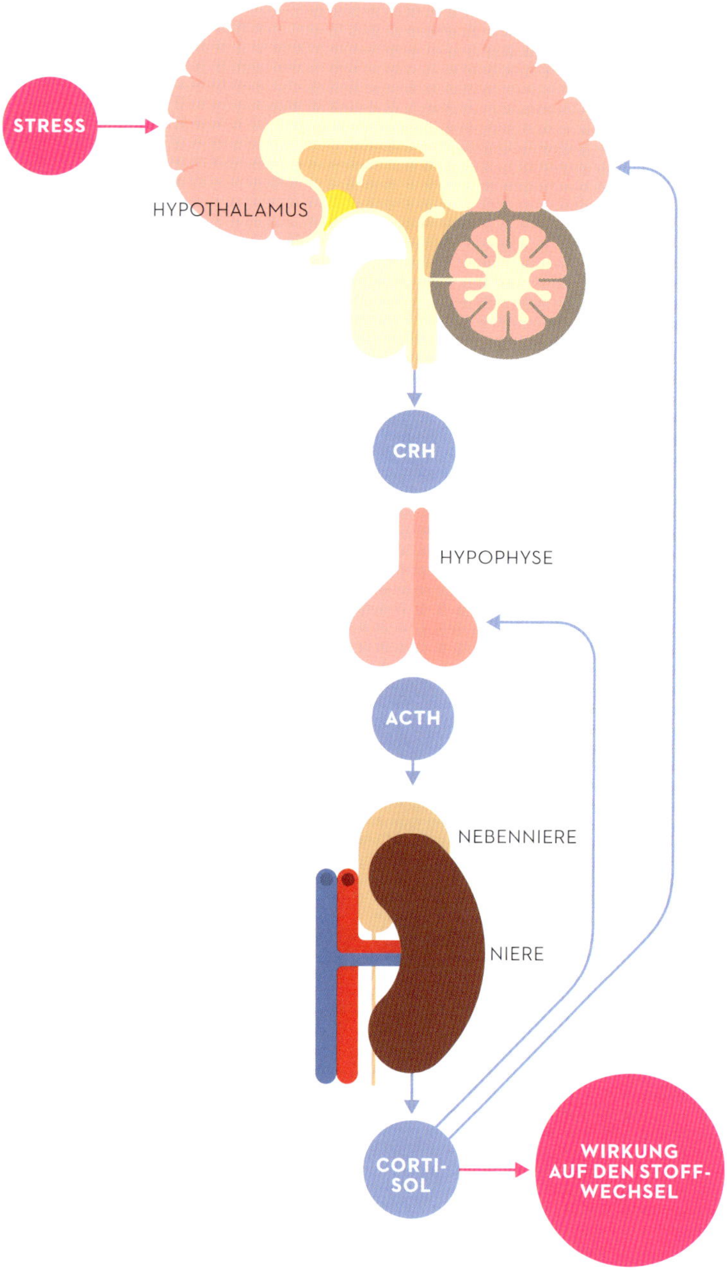

ABBILDUNG 6 Hypothalamus-Hypophyse-Nebennieren-Achse (HPA-Achse)

Unser Körper bereitet sich auf Fluchtverhalten vor, indem er:

- die Pupillen erweitert – wir sehen den Feind besser
- die Bronchien erweitert – wir haben mehr Sauerstoff bei der Flucht
- die Herzfrequenz erhöht – das gibt eine bessere Durchblutung der Muskeln für den Sprint
- die Leber baut ihren Glycogenspeicher zu Glucose ab – das gibt Kraft für die Muskeln
- die Peristaltik verringert sich – der Weitertransport der Nahrung wird langsamer
- die Geschlechtsorgane werden gehemmt – der Sexualtrieb ist bei der Flucht hinderlich
- körpereigene Opiate (Endorphine) werden produziert – die Schmerzempfindung wird gedämpft

DARÜBER HINAUS AKTIVIERT DAS ANS das Nebennierenmark, welches vermehrt die Botenstoffe Adrenalin und Noradrenalin ausschüttet. Dadurch wird unser Körper ganz gezielt auf Leistungssteigerung getrimmt. Im Prinzip funktioniert eine Stressreaktion ähnlich wie Ihr Thermostat bei der Heizung zu Hause. Ist es zu kalt im Zimmer, wird über seine Steuerung die Heizung eingeschaltet und die Wärme erhöht. Ist es warm genug, stellt sich der Mechanismus selbstständig wieder ab.

Die Steuerung im Körper läuft über Hormone, die als sogenannte „Releasing-Hormone“ auf verschiedene Organe wirken. Ein Beispiel für das Zusammenspiel der HPA-Achse: Sie werden bei einem Meeting unfreiwillig Zeuge eines Streits. Der Ton der Kommunikation wird lauter und harscher. Über Ihre Ohren wird der N. sympathicus wach, funkt an einen bestimmten Teil des Krokodilhirns, den Hypothalamus. Dieser stellt ein Hormon her, das Corticotropin-Releasing-Hormon (CRH). Das wiederum schreckt einen weiteren Teil des Krokodilhirns auf, die Hypophyse, sie beginnt zu reagieren und produziert das adrenocorticotrope Hormon (ACTH). Damit wird die Nebennierenrinde gereizt und fühlt sich genötigt, Cortisol herzustellen.

Ab jetzt spüren Sie eventuell schon etwas unruhig zu werden, eigentlich sind Sie innerlich bereits auf der Flucht. Deshalb sind Ihre Muskeln angespannt, es beginnen eventuell Magenschmerzen, da sich die Produktion der Magensäure erhöht. Leichte Schweißperlen treten unter den Achseln auf. Übrigens, dort befindet sich der erste Punkt des Herzmeridians, der auf Ihren Stress reagiert. Ihr Herz beginnt spürbar zu klopfen. Sobald der Stress vorbei ist, wirkt Cortisol im Blut als Rückkopplungsmechanismus und stoppt die Releasing-Hormon-Produktion.

FRAUEN UND MÄNNER verarbeiten Stress unterschiedlich. Frauen bauen weniger Cortisol auf als Männer, obwohl sich beide Geschlechter gleich gestresst fühlen. Bei Männern sind unter Stress auch andere Hirnareale aktiv. Es scheint sich bei ihnen mehr das evolutionsbiologische Muster von „fight or flight", Kampf oder Flucht, zu aktivieren. Frauen neigen dazu, sich mit der Situation anzufreunden.[25]

CHRONISCHER STRESS SCHWÄCHT DAS IMMUNSYSTEM

Stress und Stresshormone rufen unterschiedliche Anpassungseffekte in den Gehirnregionen hervor. Während kurzzeitig akuter Stress gut verarbeitet werden kann, ruft chronische Stressbelastung eine Reihe von Problemen hervor, beispielsweise die Schwächung des Immunsystems. Immer wiederkehrende Infekte, Entzündungen, schlechtere Wundheilung sind einige Folgen davon.

Zentren im Gehirn, die für die Verarbeitung von Emotionen und emotionaler Bewertung zuständig sind, können sich sogar in ihrer Struktur verändern. Dadurch verändert sich das Verhalten sowie organische Vorgänge, die eine vorzeitige Alterung der Hirnregionen herbeiführen können. An diesem Punkt wirken Sport sowie soziale Beziehungen als Stabilisator für seelische und körperliche Gesundheit und Resilienz, also die Fähigkeit, Stressauslösern zu widerstehen. Positive soziale Beziehungen sind ein wesentlicher Faktor für die Senkung von Entzündungsparametern, die Stärkung des Immunsystems und ein vitales Altern. Ein psychoimmunologisches Wohlbefinden kann aktiv herbeigeführt werden, wobei Sport, Musik, Qigong, Yoga und die Ernährung stimulierend wirken. Gerade Menschen der Feuer-Phase sind besonders gesellig, sie brauchen soziale Kontakte.

SPORT AKTIVIERT ABWEHRZELLEN

Bei körperlicher Belastung wird Adrenalin ausgeschüttet. Das Hormon bewegt Abwehrzellen dazu, sich schneller zu vermehren und aktiver zu werden. Sowohl Natürliche Killerzellen (NK-Zellen), die unter anderem für das Ausschalten von Tumorzellen verantwortlich sind, als auch T- und B-Lymphozyten werden vermehrt ins Blut ausgeschüttet. Nach dem Training, wenn das Adrenalin im Blut wieder sinkt, fällt auch die Zahl der Abwehrzellen wieder.

Durch diese sanften Reize, die während moderaten Sports gesetzt werden, kommt es zu einem Trainingseffekt des Immunsystems. Potenziell schädliche Zellen werden effizienter beseitigt und auch die Lymphozyten sind aktiver. Freizeitsportler leiden im Vergleich zu Nichttrainierten eindeutig seltener an Infektionskrankheiten der Atemwege wie etwa Halsentzündungen und Bronchitis. Da auch die NK-Zellen schneller auf Krebszellen reagieren können, senkt regelmäßiger Sport ebenso das Risiko, an Krebs zu erkranken. Allerdings senken Dauerbelastungen wie ein Marathonlauf oder ständiger Stress im Beruf durch hohen Adrenalin- und Cortisolspiegel die Kampfkraft der Immunzellen. Die Anzahl der Lymphozyten und Natürlichen Killerzellen (NK-Zellen) im Blut sinkt rasch ab. Bei Trainingsende sind sogar weniger Abwehrzellen vorhanden als vor dem anstrengenden Training. Diese Tatsache wird als Open-Window-Phänomen bezeichnet. Keime können in diesem Zeitfenster nur unzureichend bekämpft werden, Infektionen entwickeln sich häufiger. Daher ist es immens wichtig, auf Regenerationsphasen zu achten. Ich würde sagen: das Yin-Yang-Gleichgewicht bewahren.

Wir besitzen eine Müllabfuhr in unseren Zellen. Ein Verdauungssystem, genannt Lysosome, baut quasi Zellmüll ab. Der Prozess ist aus menschlicher Sicht ziemlich brutal, er wird Autophagie genannt, also „sich selbst verzehrend". Brauchbare Zellanteile werden dabei zur Energiegewinnung genutzt, andere recycelt. Dieser Prozess schützt den Körper vor verschiedenen Erkrankungen wie Krebs, Entzündungen, neurodegenerativen Erkrankungen sowie Insulinresistenz. Während Stress, aber auch das Altern die Autophagie verlangsamen, regen Sport und Hungerphasen sie an.[26, 27] Sport in der Jugend baut für ein gesundes Leben im Alter vor.

STRESS WIRKT AUF DEN DARM

Stress schädigt das Ökosystem im Darm (Mikrobiom) und verändert die Zusammensetzung der Darmflora. Dabei werden dieselben Mechanismen tätig.

Diverse Darmbakterien verlieren dadurch ihre Funktionen, die sie für uns leisten. So wird beispielsweise weniger 5-Hydroxytryptophan (5HT) gebildet, was als Vorstufe des „Glückshormons" Serotonin und von Melatonin dient. Folge davon sind schlechte Laune, Depression, Schlafstörungen, Bauchschmerzen, beschleunigte oder verlangsamte Stuhlfrequenz. Diese Symptome werden unter dem Begriff Reizdarm zusammengefasst.

Entzündungsparameter wie IL-6, TNF-α, CRP sind bei Stress oft erhöht und stehen in einem engen Zusammenhang mit Störungen des Darm-Ökosystems. Dies kann wiederum lang anhaltende Veränderungen des Immunsystems hervorrufen. Psychisches Wohlbefinden und körperliche Gesundheit sind untrennbar miteinander verbunden.[28]

KINDER UND IHR BAUCHWEH

Nicht nur Emotionen wie bereits beschrieben, sondern auch die Ernährung kann bei Kindern zu Bauchschmerzen führen. Die veränderten Bedingungen der Landwirtschaft, der verstärkte Einsatz von Pestiziden, führt zur Entwicklung neuer Weizensorten mit viel höheren Glutenanteilen. Dazu verstärkt die verkürzte Teigfermentation in der Massenproduktion von Backwaren die Glutenanteile in Brot und Gebäck. Oft werden chemische Zusatzstoffe zugesetzt, die den Geschmack verstärken, die Haltbarkeit erhöhen oder die Optik aufbessern sollen, z. B. Benzoate, Nitrate und Sulfite. Dies alles kann der kindliche Darm nicht verarbeiten – und übrigens auch nicht der erwachsene Darm.

GLUTEN IST DAS HAUPTSÄCHLICHE PROTEIN in Weizen und anderen Getreiden wie Dinkel, Roggen und Gerste. Seine Bestandteile Gliadin und Glutenin machen den Teig elastisch und formbar. Für den Magen sind sie nicht zu verdauen, im Dünndarm verändern sie die Durchlässigkeit der Darmwand und im Dickdarm das Gleichgewicht der Darmbakterien. Dies führt zu dem als „Reizdarm" beschriebenen Symptomen: geblähter Bauch, Bauchkrämpfe, abwechselnd Verstopfung und dünnflüssiger Stuhl.

Die Kinder erscheinen blass, dünnhäutig und sind häufig müde, unkonzentriert und anfällig für Infekte. Der Allergietest auf Weizen ist negativ, da es sich eben nicht um eine Allergie handelt. Dieses Problem hat den aufwendigen Namen Nicht-Zöliakie-Nicht-Weizenallergie-Weizensensitivität bzw. non-celiac gluten sensitivity (NCGS). Mehr als jeder zehnte Mensch weltweit leidet an Reizdarm.[29] Beim Reizdarm sind bestimmte Mikroben häufiger, andere seltener als bei gesunden Menschen.[30] Gleichzeitig entwickeln viele Reizdarm-Patienten krankhafte Angstzustände, großen Stress oder Depressionen. Unser Darm mit seinen vielseitigen Mikroben und unsere Psyche hängen untrennbar zusammen.[31]

FAST FOOD UND ÜBERGEWICHT ALS FOLGE

Erst seit kurzem ist bekannt, dass das angeborene Immunsystem über ein Gedächtnis verfügt. Nach einer Infektion bleibt die Körperabwehr in einer Art Alarmzustand, um dann schneller auf einen neuen Angriff reagieren zu können. An diesem Trainingseffekt ist das sogenannte Inflammasom beteiligt. Inflammasome sind Sensoren des angeborenen Immunsystems. Sie können schädliche Substanzen erkennen und sie durch entzündungsaktivierende Botenstoffe unschädlich machen.

Ungesunde Ernährung führt nun dazu, dass manche DNA-Teile langfristig leichter ablesbar sind. Wissenschaftler sprechen von epigenetischen Änderungen. Das Inflammasom stößt solche epigenetischen Veränderungen an, weshalb das Immunsystem in der Folge schon auf kleine Reize mit stärkeren Entzündungsantworten reagiert. Diese wiederum können in späteren Jahren die Entstehung von Gefäßkrankheiten, Schlaganfälle oder Herzinfarkte verursachen oder auch Typ-2-Diabetes drastisch beschleunigen. Es könnte auch eine Erklärung dafür sein, warum Kinder, die durch Fast Food übergewichtig sind, besonders heftige Verläufe von SARS-CoV-2-Infektionen zeigen.[32]

UNSER „GLÜCKSHORMON" SEROTONIN kommt hier wieder ins Spiel. Serotonin ist ein Botenstoff, der im Gehirn und auch im Darm gebildet wird. Er mischt bei vielen Funktionen mit, wie Einschlafen, Schmerzempfindung, Blutdruckregulation, Stimmung. Die Serotoninbildung ist indirekt an die Nahrungsaufnahme gebunden. Erhöht sich durch Essen besonders von Kohlenhydraten der Insulinspiegel im Blut, wird Tryptophan ins Gehirn transportiert und daraus Serotonin gebildet. Das macht uns glücklich und zufrieden, wir hören normalerweise auf zu essen.

Diese gesunden Rückkopplungsmechanismen sind typisch für unseren Körper. Immer passen irgendein Hormon, Immunzellen und andere Mechanismen auf uns auf. Es kann aber auch vorkommen, dass wir dieses Gefühl der Zufriedenheit so sehr mögen, dass wir z. B. zwischendurch kleine Snacks wie Schokoriegel, Knabbergebäck und Kartoffelchips futtern. Und dann legen wir an Gewicht zu. Doch je mehr Gewicht wir haben, desto weniger Serotonin wird gebildet, deshalb essen wir mehr. Ein Teufelskreis, der zu immer gedrückterer Stimmung und Übergewicht führt. Bei Übergewicht sind die Hormone Tryptophan im Blut und Serotonin im Gehirn vermindert.

Unsere Ernährung beeinflusst also nicht nur Entzündungen, das Darmmikrobiom, die Funktion der Zellkraftwerke (Mitochondrien), den oxidativen Stress (genauer siehe Kapitel Vier) und die Neuroplastizität, sondern auch die Stimmung und somit das Risiko, an Depressionen zu leiden.[33] Gute Tryptophan-Lieferanten sind Fisch, Huhn, Haferflocken, Walnüsse, Cashewkerne, Linsen, Eier sowie verschiedene Käsesorten wie Brie und Edamer.

ÜBERGEWICHT UND BODY-MASS-INDEX (BMI)

Im Body-Mass-Index wird das Verhältnis von Größe und Gewicht bemessen. Fettleibig sind nach WHO-Definition Personen mit einem Body-Mass-Index über 30. Im Jahr 2016 waren weltweit 124 Millionen Kinder und Jugendliche zwischen 5 und 19 Jahren stark übergewichtig, im Vergleich dazu waren 192 Millionen Kinder und Jugendliche untergewichtig. Bis 2022 werden bei Fortsetzung dieses Trends weltweit mehr Kinder und Jugendliche stark übergewichtig als untergewichtig sein. In Österreich sind rund 30 Prozent der Buben in der dritten Schulstufe übergewichtig oder sogar fettleibig (Ernährungsbericht 2017 des Gesundheitsministeriums). Der Anteil stark übergewichtiger Buben hat von 1975 bis zum Jahr 2016 um 8,5 Prozent zugenommen. Im selben Zeitraum zeigte sich beim Anteil übergewichtiger Mädchen eine geringere Steigerungsrate. Unter Erwachsenen in Österreich sind Übergewicht und Adipositas noch weiter verbreitet als bei Kindern. 41 Prozent bringen zu viel auf die Waage. Männer sind häufiger betroffen als Frauen, die Rate der Übergewichtigen nimmt mit dem Alter zu. Vor allem Männer essen viel zu viel Fleisch, Österreicher essen auch gerne süß, Männer wie Frauen. Das Bewusstsein für Lebensmittelqualität ist nicht sehr ausgeprägt. Die Menschen essen gern, was schmeckt und billig ist.

COVID-19 UND ÜBERGEWICHT

Bereits im April 2020 zeigte eine punktuelle Untersuchung von 124 Covid-19-Intensivpatienten in Frankreich, dass diese überproportional an Fettleibigkeit oder Übergewicht litten. Nur zehn Prozent waren normalgewichtig. Zudem stieg mit dem Grad des Übergewichts die Wahrscheinlichkeit, künstlich beatmet werden zu müssen.

Studien aus den USA haben diese Daten untermauert. Menschen mit einem Body-Mass-Index (BMI) von 30 oder mehr haben ein dramatisch erhöhtes Risiko (46 Prozent), an Covid-19 zu erkranken. Das Risiko für eine Intensivbehandlung steigt um 74 Prozent, das Sterberisiko um 48 Prozent.

Die gute Nachricht: Liegen bei jungen Menschen keine Vorerkrankungen vor, verlaufen die Infektionen meist symptomfrei oder mit nur geringen erkältungsähnlichen Anzeichen.

ERNÄHRUNG UND AKNE

Auch wenn Dermatologen immer wieder den Zusammenhang zwischen Ernährung und Hautproblemen wie Akne bezweifeln, gibt es viele Studien, die diesen Zusammenhang aufzeigen. Ich sehe in meiner Praxis beeindruckende Erfolge durch Ernährungsumstellung.

Neben den Hormonen, den Androgenen, spielen kalorienhaltige Nahrungsmittel wie Milch, Zucker, zuckerhaltige Getränke, hochkalorisches Junkfood, ungesättigte Fettsäuren (Transfette), kurzum Nahrungsmittel mit hoher glykämischer Last, eine Rolle. Glykämische Last (GL), dieser Begriff beschreibt Lebensmittel und ihren Einfluss auf den Blutzuckerspiegel (BZ). Eine hohe GL lässt den Blutzuckerspiegel rasch, eine niedrige GL lässt den Blutzucker- und

Insulinspiegel langsam ansteigen und auf konstantem Niveau erhalten. Der dafür als Ursache erkannte Faktor heißt Insulin-like Growth Faktor 1 (IGF1), ein Hormon, das vor allem das Zellwachstum steuert und auch auf die Haarfollikel Einfluss nimmt. Milch enthält z. B. IGF1 und IGF2 und führt damit zu einem erhöhten Insulinspiegel. Man kann also die Formel so aufstellen: Weniger Zucker oder Milch, weniger IGF1, weniger Akne. Weitere Nahrungsmittel mit hoher GL sind Weißmehlprodukte wie Semmeln und Pizza, Süßigkeiten und süße Getränke, kurzum alles, was Jugendliche gerne essen und trinken.[34, 35, 36] Der Mechanismus von Ernährung, Stress, Entzündung, autonomem Nervensystem und Hautreaktion wird neuerdings als Darm-Hirn-Haut-Achse bezeichnet.

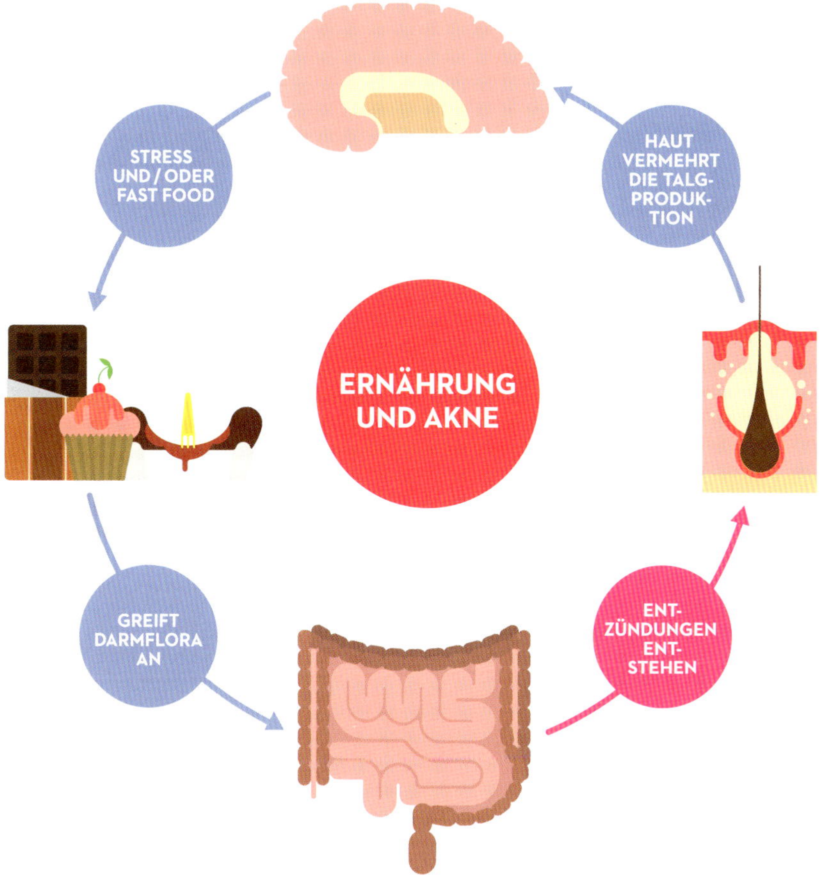

ABBILDUNG 7 Ernährung und Akne

Laktobazillenstämme können nicht nur über die Verbesserung des Mikrobioms die stressbedingte Entzündungsreaktion der Haut vermindern, sie greifen auch in den Haarfollikelzyklus ein. So kommt es zu gesteigertem Haarwachstum. Bifidobacterium longum verbessert empfindliche Haut und stärkt ihre Widerstandskraft.

Der Einsatz von Probiotika ist daher therapeutisch sinnvoll. Probiotika enthalten jene Mikroorganismen, wie sie zum Beispiel in der gesunden Darmflora vorkommen. Bei Kindern auf deren Ernährung zu achten, ist wirklich wichtig. Denn die Ernährung legt die Basis für die Gesundheit Ihrer Kinder in den nächsten Jahrzehnten ihres Lebens.

DER MENSCH IN DER FEUER-PHASE

Feuer und Wasser werden synonym für die Begriffe Yang und Yin gebraucht. Im Meridiansystem der Akupunktur sind Feuer und Wasser über die Organe Herz und Nieren eng miteinander verbunden. Ihre harmonische Zusammenarbeit garantiert uns ein gesundes und zufriedenes Leben. Wen wir „auf Herz und Nieren geprüft“ haben, mit dem gehen wir „durchs Feuer“.

Der Yang-Partner des Herzens, der Dünndarm, erhitzt mit seinem Feuer die Nahrung, wie ein Kochtopf, er lässt nur das Brauchbare der Nahrung ins Blut und bewahrt damit das Blut vor „trüben Säften“. Die Klarheit der Gedanken wird durch ihn ermöglicht, nur dadurch können wir erkennen, was brauchbar für uns ist. Die Poren der Dünndarm-Schleimhaut funktionieren wie kleine Tore, die geschlossen bleiben, damit störende Stoffe nicht aus dem Darmrohr ins Blut gelangen, sondern zur weiteren Verarbeitung in den Dickdarm geleitet werden. Für die Klarheit unserer Gedanken sollten wir den Dünndarm daher nicht zumüllen. Über den Bluttransport würde es uns den Geist vernebeln und Verwirrung entstehen. Dies wiederum kann den Verlust an Selbstvertrauen bewirken, der Geist verliert seine Richtung.

Das Symbol des Feuers ist der Sommer, der Sommer des Lebens, die Jugend, der Teenager, das feurige Temperament, das uns auch manchmal „rot“ sehen lässt, hitzige Diskussionen anfacht, der Heißsporn. Wenn das Feuer der Liebe entfacht wird, hüpft das Herz vor Freude, wir lassen uns „anbraten“ oder „einkochen“.

Die Hitze: Das Herz mag Hitze nicht, weil es dadurch unruhig wird, die Herzfrequenz (Puls) steigt an. Hitze kann den Geist verwirren, wie z. B. ein Sonnenstich oder Fieberkrämpfe bei Kindern. Ich habe noch in meiner Ausbildung gelernt, als Therapie dagegen Klistiere anzuwenden. Diese Einläufe wurden mit lauwarmem Wasser durchgeführt, um Fieber zu senken.

Die Farbe Rot wie das Blut ist in China eine Glücksfarbe, bei uns ist sie Symbol der Liebe. Es heißt: Wenn Rot so aussieht wie der Kamm eines Hahnes, das bedeutet Leben.[37] Lebensmittel mit roter Farbe werden als blutstärkend eingesetzt. Gerade Frauen neigen durch heftige Menstruationsblutungen zu Blutmangel (Anämie). Rote Rüben, roter Traubensaft, Rotkraut (Rotkohl), auch ein Glas Rotwein, Granatapfel, rotes Fleisch in moderaten Mengen. Ein besonders nettes Beispiel ist die Herzkirsche, sie trägt ihre Wirkung schon im Namen.
Freude und Lachen sind Eigenschaften der Feuer-Phase, diese Menschen sind geistreich, begeistern andere durch ihren Esprit, Witz und Charme. Sie brennen für Ideale oder haben zündende Ideen. Feuer-Menschen sind grundsätzlich optimistisch, gesellig und resilient.

DAS HERZ REGIERT DEN GEIST (Shen) als Ausdruck der Lebenskraft (Qi), diese zeigt sich im Gesicht. Strahlender Teint, leuchtende Augen bezeugen einen wachen Geist, wirken sympathisch, offen und ehrlich. Kein Wunder, dass die Werbeindustrie ihre Produkte mit „leuchtenden Kinderaugen" anpreist, sie wirken anziehend.

Menschen mit stark ausgeprägten Eigenschaften des Feuers sind beliebt, sie sind herzlich, beherzt, offenherzig, unterhalten gerne ganze Runden. Die Sprache ist der Ausdruck des Herzens. Wir tragen „das Herz auf der Zunge". Die Zunge vermittelt unsere Sprache und damit den Zustand des Herzens. Wirres Reden, hektische, schnelle oder eine klare, überlegte Sprache lassen Rückschlüsse auf den Zustand des Geistes zu. Ist die Zunge stark gerötet, trocken, brennend, zeigt sie Hitze im Körper an. Das kann z. B. nach dem Genuss von hochprozentigen alkoholischen Getränken, Kaffee oder Stress zu sehen sein.

Es gibt aber auch die Gegenseite, jene, die sich „ausgebrannt" fühlen oder denen die Hitze „zu Kopf" gestiegen ist, weil sie zu exzessiv und draufgängerisch leben. Vielleicht sind sie mit ihrer Offenherzigkeit zu weit gegangen? Sie haben im wahrsten Sinne des Wortes kein Feuer mehr, können sich nicht mehr begeistern, das Feuer der Liebe, ihr Esprit, ist erloschen. Wir haben viele Sprachbilder für diese depressiven Zustände, die sich häufig durch unachtsamen Umgang mit unseren Energien einschleichen.

Schlafstörungen sind vielfach ein Frühwarnsystem für eine Störung in der Feuer-Phase. Innere Unruhe trotz extremer Müdigkeit lässt die Betroffenen nicht einschlafen. Und wenn sie dann endlich einschlafen, wachen sie oft nach einer halben Stunde wieder auf, denn jetzt ist Mitternacht, die schwächste Zeit des Herzens nach der chinesischen Organuhr.

YANG SHENG 杨生 FÜR FEUER-MENSCHEN

Die Organuhr: Jedes Organ wird in den 24 Stunden des Tages zwei Stunden lang maximal mit Qi versorgt. Dadurch gibt es pro Tag zwei Phasen, die für die jeweilige Organfunktion von Bedeutung sind, ihre Maximal- und ihre Minimalzeit. Diese Zeiten geben auch einen Hinweis auf den Zustand der Organe in der chinesischen Diagnostik.

Maximalzeit des Herzens: 11 bis 13 Uhr, Minimalzeit: 23 bis 1 Uhr
Maximalzeit des Dünndarms: 13 bis 15 Uhr, Minimalzeit: 1 bis 3 Uhr

Herzklopfen (Palpitationen) haben wir, wenn wir verliebt sind, wenn wir uns fürchten, wenn wir erschöpft sind oder etwa bei zu viel Hitze in der Sauna. Immer sind es Signale des Feuer-Elements und sie machen meistens – als Ärztin sage ich zum Glück – so viel Angst, dass die Betroffenen schnell dieses Warnsignal aufnehmen und reagieren. Sie gehen zum Arzt, aber glücklicherweise zeigt das Organ Herz meist keine Störung. Es ist die Funktion des Herzens oder das emotionale Herz, das auf sich aufmerksam macht. Es wird ein psychisches Problem vermutet, aber häufig steckt auch eine berufliche oder familiäre Überlastung dahinter. Ein guter Grund, seine Lebensführung zu überdenken. Da sind wir wieder bei Yang Sheng.

Auch der Dünndarm kann sich über seine „Ehefrau“ Herz bemerkbar machen. Eine Histaminintoleranz kann Zustände hervorrufen, die sich wie Panikattacken anfühlen. Oft ist Alkoholgenuss am Abend dafür verantwortlich, die Beschwerden stellen sich bei Betroffenen in den frühen Morgenstunden ein.

Viele meiner älteren Patientinnen erzählen mir, dass sie früher fröhlich waren, „bei jedem Spaß dabei“, sie haben gerne getanzt, gelacht. Aber nach all den schwierigen Erfahrungen des Lebens sind sie jetzt verbittert. Sie leben zurückgezogen, meiden den Kontakt mit Menschen.

DER BITTERE GESCHMACK: Von den 25.000 Sensorzellen der Zunge sind zirka zehn bis zwanzig Prozent für Bitterstoffe zuständig. In der Zeit, als unsere Vorfahren noch von Mammuts und Säbelzahntigern bedroht wurden, war dieser Geschmack ein Alarmsignal für Gift. Viele Pflanzen schützen sich mit diesem unliebsamen Geschmack vor Fressfeinden. Andererseits regen Bitterstoffe den Speichelfluss, die Magen- und Gallensäuren sowie die Bauchspeicheldrüse, kurzum die Verdauung an. Auch Kräuterlikör als Aperitif wirkt in diese Richtung. Denn er stimuliert unser Verdauungsfeuer.

Trinken Sie auch gerne im Sommer ein Glas Campari Soda? Der bittersüßliche Geschmack erfrischt und kühlt, genau so beschreibt die Chinesische Medizin die Qi-Dynamik von bitter. Campari ist noch dazu rot, damit tritt er in Resonanz mit dem Feuer-Element. Obwohl der rote Farbstoff heute chemisch hergestellt ist, früher wurde die Schildlaus dafür benutzt. Bitterstoffe sind in hohen Dosen kontraproduktiv, sie stimulieren Erbrechen. Wir haben sie früher im Spital bei Alkoholvergiftung zum „Magenauspumpen", also als Magenspülung verwendet.

Kaffee: Kein Genussmittel verdeutlicht besser die Qi-Dynamik der Feuer-Phase. Er schmeckt bitter, macht einen wachen Geist, bringt gute Laune (Euphorie), beschleunigt die Herzfrequenz, regt Blase und Dünndarm an. Der Dünndarm als Yang-Partner des Herzens verbindet auch das Herz mit der Blase. Weltweite Studien zeigen, dass Koffein in Mengen bis zu 400 mg pro Tag, das entspricht fünf bis sechs Tassen Espresso, die Sterblichkeit verringert. Ebenso scheint Kaffee das Risiko, an Typ-2-Diabetes sowie an Parkinson zu erkranken, zu minimieren.[38] Zu viel davon kann allerdings unruhig machen, Schlafstörungen verursachen oder Dysphorie, das Gegenteil von Euphorie.

WENN UNS IN DER SONNE ZU HEISS IST, kühlen wir uns gerne durch Duschen, noch besser durch Baden in einem See ab. Feuer wird durch Wasser gelöscht. Wenn Sie aber durch Stress in Hitze geraten, also fahrig, unruhig, unkonzentriert werden, sollten Sie beizeiten als Ausgleich Ruhe geben, das wirkt geistig „kühlend". Im Englischen wird einem die Phrase „cool down" zugerufen. So wie Meister Lao sagt: In Ruhe verweilen überwindet Hitze.

Um nicht gleich Ihren Einwand zu hören, Meditation sei zu fad, ein kleiner Hinweis: Mit ruhiger Atmung befrieden Sie Ihr überdrehtes Nervensystem ganz schnell. Ziehen Sie die Luft langsam durch die Nase ein und atmen Sie noch langsamer durch den Mund aus. Bewegen Sie sich bewusst zwei Stufen langsamer als sonst, das entspannt den „Unruhestifter" N. sympathicus.

Lassen Sie Ihren Geist ruhen, indem Sie z. B. die Musik von Mozart hören, er war ein Mensch der Feuer-Phase. Gönnen Sie sich ein Mittagsschläfchen zumindest am Wochenende, so laden Sie Ihr Herz-Qi in seiner Maximalzeit wieder auf. Legen Sie Ihre vier Finger an den Daumen und klopfen Sie damit sanft auf und rund um den höchsten Punkt des Kopfes. Dort befindet sich der Akupunkturpunkt Du 20, die Umgebungspunkte werden als *Weisheit der vier Götter* bezeichnet. Diese Klopfmassage beruhigt den Geist.

Stärken Sie Ihr Herz-Qi mit süßem Geschmack, das harmonisiert es. In China wird Sago mit Kokosmilch gekocht als Nachspeise serviert. Auch Reis kann so zubereitet werden. Dazu noch eine Vanillestange mitgekocht und Sie spüren ihre wunderbar euphorisierende Wirkung. Auch Süßholzwurzel als Tee ist zu empfehlen. Jujube-Datteln sind rot, ihr Geschmack süßlich und leicht bitter, ein idealer Snack, um Ihr Herz-Qi aufzuladen. Um Hitze zu kühlen, wird im arabischen Raum Minztee getrunken.

LIU ZI JUE 六字 訣 – DIE SECHS HEILENDEN LAUTE (4. JAHRHUNDERT)

Liu Zi Jue ist eine Form des Qigong, die für die Gesundheit des Geistes und langes Leben praktiziert wird. Dabei wird den jeweiligen Elementen ein Ton zugeordnet, der zusammen mit der Atmung eine Schwingung erzeugt. Diese Schwingung lässt das Qi des Zielorgans frei fließen. Der Ton des Feuers ist *he* – das H wird gehaucht wie ch, das E wie im englischen „the“ ausgesprochen.

Probieren Sie es aus: ruhig und locker durch die Nase einatmen, dann leise gehaucht mit he lange ausatmen. Sie sollten eine angenehme Resonanz in Ihrem Brustkorb spüren. Schicken Sie Ihrem Herz und Dünndarm ein freundliches Lächeln und seien Sie Ihrem Herz dankbar, dass es für Sie so unermüdlich schlägt, zirka 2,7 Milliarden Mal im Leben für Männer, 3,3 Milliarden Mal für Frauen.

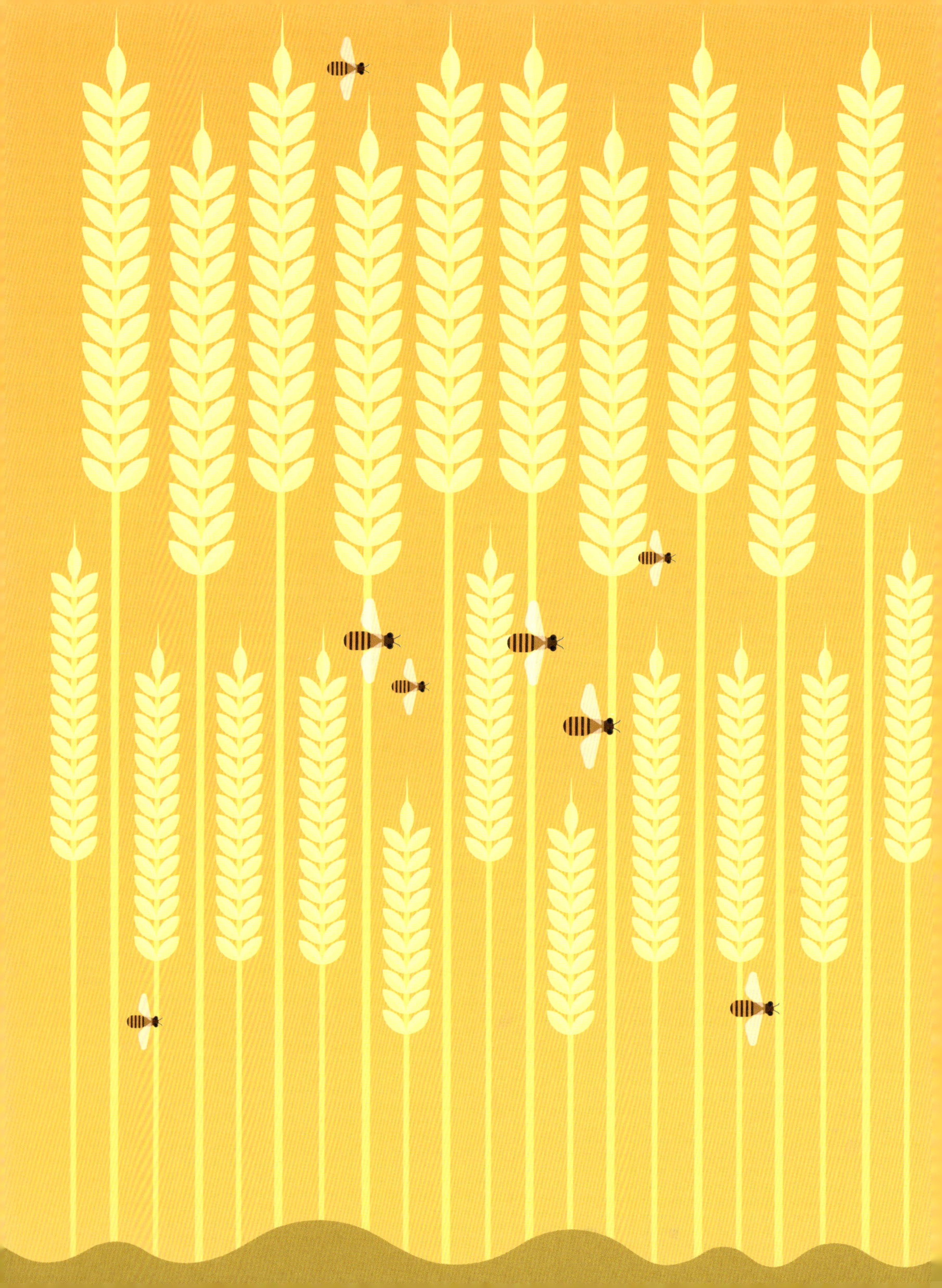

KAPITEL VIER

DIE MITTE DES LEBENS – DAS ERDE-ELEMENT

Der Meister sprach: Warum der Weg der Mitte
nicht begangen wird, das weiß ich.
Die Neunmalklugen gehen darüber hinweg und
die Törichten erreichen ihn gar nicht.
Warum der Weg nicht erkannt wird, das weiß ich:
Die Alleskönner gehen darüber
hinaus und die Unfähigen erreichen ihn nicht.

KONFUZIUS, *DAS BUCH VON MASS UND MITTE*

HÄUFIG BEGINNT EINE BEGEGNUNG mit meinen Patientinnen und Patienten mit Sätzen wie: „Ich fühle mich nicht in meiner Mitte", „Ich würde gerne wieder in meine Mitte kommen". Was verstehen wir unter unserer Mitte? Das lässt sich nicht genau definieren, jeder verbindet sein individuelles Gefühl damit. Soweit ich meine Patienten verstehe, fühlen sie sich anders als üblich. Manche sagen das auch: „Ich weiß nicht, so wie ich derzeit bin, das bin nicht ICH." Gründe dafür gibt es viele, eine berufliche Veränderung, Verlust eines geliebten Menschen, eine überstandene Operation oder Geburt, eine bevorstehende Hochzeit und die damit verbundenen Aufregungen und vieles andere mehr.

Das Gefühl, aus der Mitte zu sein, geht oft einher mit psychischen Beschwerden wie Unruhe, Anspannung, Angstgefühlen, Schlafproblemen, Erschöpfung, aber auch körperlichen Problemen wie Muskelverspannungen, Verdauungsproblemen, Kopf- und Rückenschmerzen. Die gefühlte Mitte unseres Körpers ist die Zone rund um den Nabel, also dort, wo unsere Verdauungsorgane zuhause sind. Wieso kann uns diese Mitte aus der Mitte bringen?

DIE VERDAUUNG BESTIMMT UNSERE MITTE

Eines ist fix: Es gibt keine Stelle in unserem Körper, die nicht von Bakterien besiedelt ist. Sie kennen den speziellen Geruch aus Achselhöhlen, Leiste und Mund, er stammt von ihnen, sie produzieren chemische Substanzen. Besonders morgens merken wir Mundgeruch, weil Bakterien aus dem Magen nach oben wandern. Wir putzen sie weg, so gelangt ein Teil von ihnen wieder in den Magen. Anteile dieser Bakterien mögen keinen Sauerstoff, finden aber auch in der Mundhöhle kleine Nischen, in denen sie existieren können. Sie starten schon hier den Verdauungsprozess und machen uns mit ihrem Geruch klar, dass sie da sind. Sie halten auch Eindringlinge ab, die nicht nur mit der Nahrung aufgenommen, sondern auch durch Küsse ausgetauscht werden. Und sie helfen dem Magen-Darm-Trakt, nicht an der ständigen Verdauungsleistung zu übermüden, was sich in träger Verdauung und

Neigung zu Verstopfung bemerkbar machen kann. Auch Divertikel, diese Ausbuchtungen der Darmwand, zeigen eine überlastete Verdauung an. Wenn die Nahrung über die Speiseröhre nach unten zum Magen wandert, wird die Verdauung mithilfe der Magensäure und Verdauungsenzymen fortgesetzt. Trotz der unwirtlich sauren Bedingungen leben auch Bakterien vor Ort, unter anderem der Keim Helicobacter pylori, der seit mehreren tausend Jahren mit uns lebt. Der Speisebrei wird weitergeleitet über den Dünndarm, der mit seinen zirka sieben Metern Länge die Hauptleistung der Verdauung vollbringt. Er enthält relativ wenige Bakterien, möglicherweise damit die Aufnahme der Nährstoffe in den Körper von ihnen nicht behindert wird? Dafür ist der Dickdarm voll von ihnen. Nur um die Dimension zu erklären: Ein Milliliter Verdauungsbrei im Dickdarm enthält mehr Bakterien, als Menschen auf unserem Planeten leben. Dieses bakterielle Universum, die Mikrobiota, begleitet uns das gesamte Leben.

DAS MIKROBIOM BEEINFLUSST UNSER LEBEN

2008 startete das National Institute of Health (NIH) in den USA das *Human Microbiome Project* mit einem Budget von 115 Millionen Dollar. Damit begann die moderne westliche Wissenschaft sich für den Einfluss des Darms und seiner mikrobiellen Bewohner auf unsere Gesundheit zu interessieren. Dabei ging es nicht nur um die Frage, welche Mikroben uns besiedeln, sondern um ihre Gene und deren Funktionen. Es sieht so aus, als teilten wir Menschen geschätzte drei Millionen Gene aus der Bakterienbesiedlung miteinander. Eine innige Verwandtschaft, denn unser menschliches Genom besteht „nur" aus 23.000 Genen, das ist ein Prozent des gesamten Genpools.

WAS BEDEUTET MIKROBIOM?

„Biom" bezeichnet eine Artengemeinschaft, wie z. B. die Bewohner eines Waldes oder Fischteichs, deren komplexes Zusammenleben gegenseitigen Nutzen und Unterstützung bewirkt. Das Mikrobiom ist die Summe aller Gene dieser Mikrobakterien, der Mikrobiota. Diese Gene beeinflussen unser Leben. Ein Beispiel: Der Mensch hat 23.000 Gene, die Gene des Mikrobioms werden mit zirka drei Millionen angegeben. Demnach hat ein junger Mann mit 70 kg Körpergewicht zirka 30 Billionen Körperzellen und 39 Billionen Mikroorganismen. Ihre Verteilung im Körper: 29 Prozent im Magen-Darm-Trakt, 26 Prozent im Mund, 21 Prozent auf der Haut, 14 Prozent in den Atemwegen, 9 Prozent urogenital, 1 Prozent im Blut, 0 Prozent am Auge.

Angesichts dieser erdrückenden Übermacht an Mikroben in unserem Körper, stellt der Mikrobiologe Martin Blazer in seinem Buch *Missing Microbes* eine Frage, die mich sehr amüsiert hat: „Warum dulden uns diese Bakterien, warum schmeißen sie uns eigentlich nicht hinaus? Umgekehrt gefragt, warum können wir sie tolerieren?“[39] Als Erklärung bietet sich an, dass im Gegensatz zu Parasiten, die uns schädigen, unsere Mitbewohner sich von unseren Nahrungsrückständen ernähren, sie profitieren von uns Gastgebern. Sie leben also mit uns in Symbiose und bleiben daher meistbietend harmlos. Alle Teile dieser Artengemeinschaft leben zwar ihr eigenes genetisches Programm, aber sie profitieren voneinander. Eine Win-Win-Situation.

Wir können also sagen, dass jeder Mensch ein friedliches Zusammenleben diverser Arten jeden Tag erfolgreich praktiziert. Wenn nur ein Teil dieses Ökosystems ausfällt, z. B. nach Antibiotikagabe, hat dies Auswirkungen auf alle Beteiligten. Wir bezeichnen das Ungleichgewicht der Darmflora als Dysbiose. Unser Darm zeigt sich reizbar – daher auch die Bezeichnung Reizdarm. Symptome wie auffällig geblähter Bauch, Verstopfung im Wechsel mit dem Gegenteil sowie Bauchschmerzen sind typisch dafür. Häufig sind das die ersten Hinweise für Nahrungsmittelunverträglichkeiten. Mich erstaunt, wie viele Menschen der Meinung sind, dass Blähungen oder immer wieder weicher Stuhl, der sie unmittelbar auf ein Örtchen zwingt, normal sind. Wir nennen dies imperativer Stuhldrang, ein Symptom, das ernst genommen werden sollte. Er ist der Vorbote für Entzündungen, die sich auf lange Sicht in chronisch entzündliche Darmerkrankungen verwandeln können, wie Morbus Crohn oder Colitis ulcerosa. Patienten mit diesen Problemen haben nachweisbar weniger Laktobazillen und Bifidobakterien im Darm.

DAS LEISTET DIE DARMFLORA FÜR UNS

Darmbakterien zerlegen Fasern, diese sind besser als Ballaststoffe bekannt, primär um sich selbst zu ernähren, aber auch wir profitieren davon. Es entstehen in diesem Verdauungsprozess aus Kohlenhydraten Moleküle, die wir kurzkettige Fettsäuren (Butyrat, Propionat, Acetat) nennen. Diese ernähren wiederum uns, aber sie können noch viel mehr. Sie:

- verdauen Stärke
- erzeugen Aminosäuren wie Arginin und Glutamin
- stellen Vitamin K und Folsäure her
- erzeugen Hirn-Botenstoffe (Neurotransmitter) wie GABA (Gamma-Aminobuttersäure) und Dopamin
- zerlegen Gallensäuren
- verhindern die Besiedlung mit krankmachenden Keimen
- reduzieren Körpergewicht
- entsorgen altes Gewebe

- vermindern Schmerz- und Stressanfälligkeit, verbessern unsere Resilienz beeinflussen Emotionen und Gedächtnis
- und spielen eine wesentliche Rolle in unserem Immunsystem

Die möglicherweise erstaunlichste Leistung unserer Darmbakterien ist ihr Zusammenspiel mit unseren Immunzellen. Übrigens, mehr als 70 Prozent davon leben im Darm. Sie „trainieren" die Mikroben, auf Antigene infektiöser Mikroorganismen zu reagieren und gleichzeitig die eigene Darmflora zu tolerieren. Ist dieses Gleichgewicht eingestellt, gibt es genügend Schutz gegen Infektionen. Ist es hingegen unausgewogen (Dysbiose), sind wir anfälliger für Infekte, es kann sogar zu Allergien sowie Autoimmunerkrankungen kommen.

In diesem Trainingsprogramm spielen schon alte Bekannte mit. Entzündungshemmende Zytokine (z. B. IL-4/10) regulieren Entzündungsprozesse und oxidativer Stress wird reduziert, um nur einige Reaktionen zu nennen. Das wiederum steigert die Produktion von BDNF (brain-derived neurotrophic factor) im Gehirn und beeinflusst über weitere Signalwege die Neuroplastizität und damit unsere Lernfähigkeit.[40]

DER REIZDARM BEEINFLUSST DIE PSYCHE

Viele Patienten mit Magen-Darm-Problemen erzählen, dass sie von ihrem Arzt sofort auf psychische Probleme angesprochen werden. Tatsächlich ist die westliche Medizin von der Beobachtung ausgegangen, dass Beschwerden wie Reizdarm und entzündliche Darmerkrankungen wie Morbus Crohn oder Colitis ulcerosa häufig bei Menschen mit depressiver Verstimmung und Angststörungen auftreten. Es wurde angenommen, dass der Weg der Erkrankung von oben, dem Gehirn, nach unten zum Darm verläuft. Neue Forschungen zeigen, dass die Kommunikation zwischen Darm und Gehirn keine Einbahnstraße ist. Um dies genauer zu erforschen, hat die Europäische Union neun Millionen Euro für das Forschungsprojekt *MyNewGut* ausgegeben. Es gibt derzeit bereits eine Reihe von Erkenntnissen, die zeigen, dass psychische Störungen durch den Magen-Darm-Trakt mit beeinflusst sein können. Bisher ist bekannt, dass der Magen-Darm-Trakt vier Informationswege verwendet, um mit dem Gehirn zu kommunizieren:

- die Darmbakterien
- Botenstoffe, die der Darm produziert, wie z. B. Serotonin, GABA, Dopamin
- Entzündungsmediatoren (Zytokine)
- Nervenfasern (sensorische Neurone)

SEIT VIELEN JAHREN erlebe ich Patienten, die nach Antibiotikagabe beschreiben, dass sie sich deprimiert fühlen, antriebslos sind, müde, sich selbst nicht mehr aus diesem Zustand befreien können. Andere Patienten beschreiben wiederum, dass sie nach Antibiotikatherapie plötzlich eine bessere Verdauung haben und sich seltsamerweise dynamischer, ja sogar glücklicher fühlen. Wie lassen sich so unterschiedliche Aussagen interpretieren?

Eben über die Darmflora, die durch Antibiotikagabe ins Ungleichgewicht kommen kann (Dysbiose) und psychische Symptome verursacht. Im anderen Fall schei-

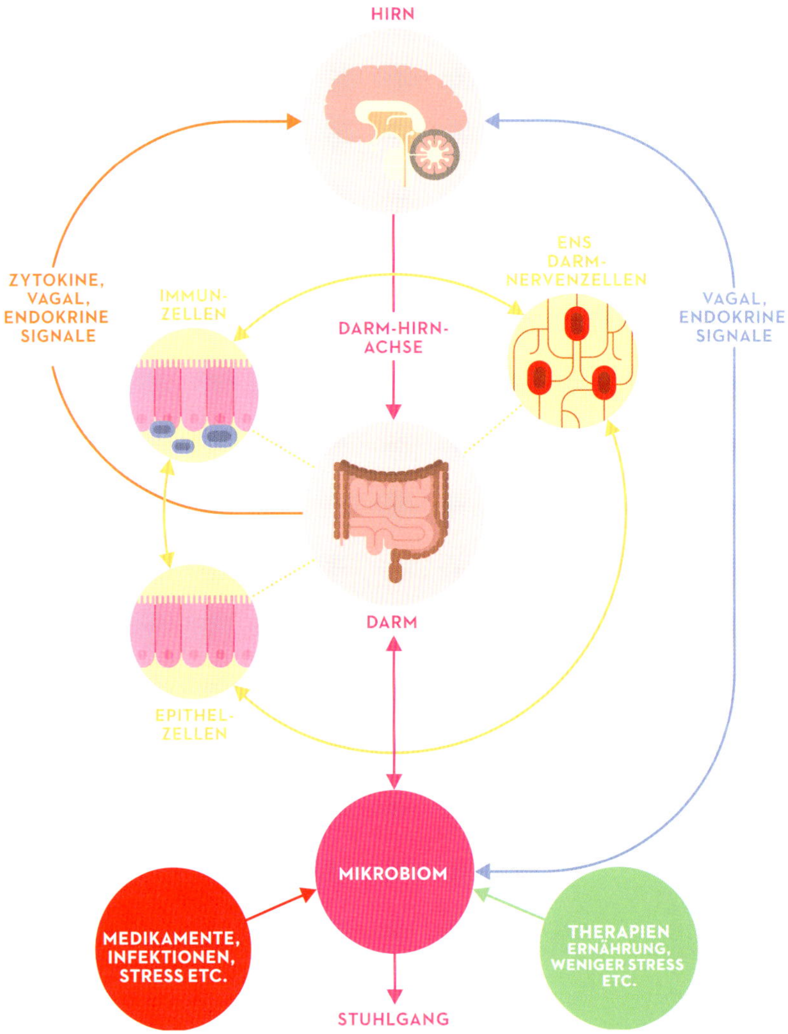

ABBILDUNG 8 Darm-Hirn-Achse (vagal … den N. vagus betreffend)

nen als positiver Nebeneffekt der Antibiotika krankmachende Keime im Darm, wie z. B. Clostridien, abgetötet worden zu sein. Diese bakterielle Fehlbesiedelung kann auch zu mangelnder Aufnahme von Vitaminen wie B12, D, E und K führen. Nach Antibiotikaeinnahme beschreiben sich diese Patienten „wie neu geboren".

Es ist daher nicht verwunderlich, dass alle Störungen der Balance unserer Darmmikroben auch Störungen im gesamten Körper und der Psyche hervorrufen können. So konnten neue Studien zeigen, dass Bakterien, egal ob sie friedlich mit uns leben oder krankmachend sind, Nervenbahnen aktivieren und im Zentralnervensystem Signalwege beeinflussen. Dafür sind die parasympathischen und sympathischen Nervenbahnen des autonomen Nervensystems verantwortlich. Der Vagusnerv spielt eine besondere Rolle. Er beeinflusst die Darmflora direkt über die vielen Signalmoleküle, indirekt über die Veränderung des Milieus. Diese Veränderungen haben Einfluss auf die Verdauungsleistung, die Peristaltik und damit die Transitzeit des Verdauungsbreis, Gasproduktion (Blähungen), Qualität des Schutzschleims der Darmwand und damit auf die Durchlässigkeit der Darmwand (Leaky Gut). Letztendlich beeinflusst das „Leaky-Gut-Syndrom" den Stoffwechsel, das Gewicht, wie wir Schmerz empfinden, unsere Stimmung und wie wir altern (siehe Abb. 8, Seite 84).

Das liefert, wie ich meine, genügend Gründe, uns für die Bakterien zu interessieren. Bestimme Darmzellen, sogenannte enterochromaffine Zellen (ECC), produzieren ungefähr 90 Prozent des peripheren Serotonins im Menschen. Serotoninmangel ist an einer Reihe von Symptomen beteiligt. Dazu zählen unter anderem die Schmerzempfindung, die Gedächtnisleistung sowie die Temperaturregulation. Serotonin beeinflusst auch psychische Symptome wie Angst, Aggression und Depression. Um Serotonin herzustellen, braucht es die Aminosäure Tryptophan als Vorstufe. Tryptophan muss mit der Nahrung zugeführt werden, für seine Umwandlung zu Serotonin sind die Darmbakterien zuständig.

Bifidobakterien erhöhen die Verfügbarkeit von Tryptophan. Die Kombination von Bifidus longum und Lactobacillus helveticus wirkt gegen Angst und verringert den Cortisolspiegel im Blut bei Stressreaktionen. Lactobacillus reuteri moduliert das Immunsystem und verringert Angst.

Tryptophan ist enthalten in Sojabohnen, Cashewkernen und Walnüssen, Haferflocken, Hirse, getrockneten Erbsen und Linsen, Hühnerei, Bananen, Kohlgemüse etc.

DARMBAKTERIEN MACHEN GUTE LAUNE

Betrübt, ängstlich, hoffnungslos, hilflos, rastlos, gereizt zu sein – gedrückte Stimmungen wie diese sind häufige Anzeichen einer beginnenden depressiven Störung. Zirka 20 Prozent der Menschen, also jeder Fünfte, leiden irgendwann in ihrem Leben an diesem Problem. Derzeit sind weltweit 350 Millionen Menschen davon betroffen, die Anzahl ist steigend.

Einige Mechanismen, die zu dieser Störung führen können, fasse ich nochmals kurz zusammen. Darmmikroben, Nervensystem, Immunsystem und Botenstoffe des Gehirns beeinflussen einander wechselseitig, dies wird die Darm-Hirn-Mikrobiom-Achse genannt. Depression geht einher mit verminderter Vielfalt der Mikroben sowie einer erhöhten Produktion proentzündlicher Zytokine wie z. B. IL-6, IL-1β, TNF-α, IFN-γ, was wiederum die anderen Akteure beeinflusst.

Seit einiger Zeit werden bei schweren entzündlichen Darmerkrankungen als Therapie Stuhltransplantationen von gesunden, meist verwandten Personen an den Erkrankten durchgeführt. Auch wenn es ein bisschen grausig und seltsam klingt, der Erfolg ist beeindruckend.

Forscher haben aber auch experimentiert, indem sie Stuhl depressiver Menschen auf Ratten mit keimfreiem Darm übertragen haben. Das Ergebnis war erstaunlich, denn die Ratten zeigten sehr bald ein ängstliches, zurückgezogenes Verhalten gegenüber einem zuvor normalen Rattenleben. Wurden den depressiven Ratten Probiotika wie Laktobazillen und Bifidobakterien ins Futter gemischt, normalisierte sich ihr Verhalten nach einigen Tagen wieder. Daraus schlossen die Forscher, dass eine gesunde Darmflora einen entscheidenden Einfluss auf unsere Psyche hat.

Ein anderes erstaunliches Experiment, das sogar der US-Tageszeitung *New York Times* einen Artikel wert war, konnte zeigen, dass eine Stuhltransplantation eines menschlichen Zwillingspaares, wovon eines krankhaft übergewichtig, das andere normalgewichtig war, bei Mäusen je nachdem ebenfalls Übergewicht bzw. Normalgewicht hervorrief. Dies unterstreicht den enormen Einfluss der Darmflora auf unser Leben.[64, 65]

EMOTION UND SCHMERZ HÄNGEN ZUSAMMEN

Emotionen wie Stress, Kummer oder Trauer reduzieren die Barrierefunktion im Darm sowie die Zusammensetzung der Darmflora. Entzündungen und Schmerzen sind mögliche Folgen. Dadurch können vermehrte Muskelschmerzen auftreten, die mit dem medizinischen Fachbegriff Fibromyalgie-Syndrom bezeichnet werden. Dieses Schmerzproblem geht häufig mit Abgeschlagenheit, Schlafstörungen, Schwellungen der Gelenke, Magen-Darm-Beschwerden, kalten Extremitäten und Globusgefühl einher. Das Hinterlistige an diesen Symptomen ist, dass trotz körperlicher Untersuchungen, wie Blutuntersuchung, Röntgen, Magenspiegelung (Gastroskopie), die Befunde nichts Auffälliges ergeben. Die Schmerzen bleiben, die Verzweiflung wächst. Viele der schmerzhaften Druckpunkte der Fibromyalgie liegen erstaunlicherweise auf Akupunktur-Meridianen. Der Magenmeridian an der Vorderseite, der Blasenmeridian an der Rückseite des Körpers sind hauptsächlich betroffen. Akupunktur wirkt bei Fibromyalgie schmerzlindernd.

Wie sehr Entzündung und Emotion im Zusammenhang stehen, müssen Menschen, die immunstimulierende Therapien mit Interferon-α oder Interleukin-2 erhalten, als Nebenwirkung leider akzeptieren. Sie entwickeln oftmals eine Depression. 40 Prozent der Depressiven haben erhöhte IL-6-Werte.[41] Diese Mechanismen verändern auch die Schmerzwahrnehmung. Es kommt zu einer Überempfindlichkeit der Nerven, Schmerzen werden dadurch besonders heftig gespürt, was wiederum die Psyche belastet. Es ist ein Kreislauf. Probieren Sie mit einer Probiotika-Kur für mindestens ein bis zwei Monate, aus diesem Kreislauf auszubrechen.

Bifido infantis, unser Freund aus der Embryonalzeit, hat eine antidepressive Wirkung, verringert den Anstieg von entzündungsfördernden Zytokinen, stellt vermehrt Tryptophan her und ist damit ein „Glücksbringer". Bifido infantis kann sogar die Folgen von frühkindlichem Stress rückgängig machen. Lactobacillus casei hat positiven Einfluss auf Angstsymptome und chronische Müdigkeit. Bacteroides fragilis erzeugt ein Polysaccharid, das Störungen der T-Zellen regulieren kann.

DIE MITTE DES LEBENS IST GRUNDLAGE FÜR EIN LEBENSWERTES ALTERN

Die Klarheit der Gedanken verdanken wir unserem Dünndarm, er filtert die brauchbaren Anteile der Nahrung heraus und leitet sie an das Blut weiter. In antiken chinesischen Büchern wird seine Funktion so beschrieben: „Der Dünndarm hat das Amt des Empfangens des reichlich Vorhandenen inne." Die Umwandlung der Nahrung hat hier ihren Ursprung, so heißt es auch: „Er trennt Klares von Trübem, gelingt das nicht, entstehen schmutzige Gedanken."

Wenn wir erkennen, was brauchbar für uns ist, finden wir unsere Mitte. Wir sind reifer geworden, wie das Getreide des Spätsommers. Wir haben viele Erfahrungen gemacht, die wir einordnen können, wir beginnen die Früchte unseres Entwicklungsprozesses zu ernten und klare Standpunkte zu beziehen. Sich um seine Mitte, also seinen Bauch zu kümmern, bedeutete im alten China, sein Inneres wahrzunehmen und sich nicht von Äußerlichkeiten regieren zu lassen. Nachdenken und überlegen, Prozesse abwägen, um richtig zu entscheiden, unterstreicht diese Fähigkeit. In gewisser Weise muss auch unser Magen richtig entscheiden, denn er empfängt alles, was wir von außen an Nahrung und Flüssigkeiten aufnehmen. Seine Verdauungskapazität macht den Anfang eines Prozesses, in dem aus materiellen Anteilen immaterielle Energie, das Qi, wird. Wir spüren Qi als Wärme und Muskelkraft. So wie wir als Baby die Berührung unserer Mutter als emotionale Wärme empfinden, die unsere Liebesfähigkeit entwickelt.

Diese Liebesfähigkeit sollten wir auch gegenüber unserem eigenen Körper entwickeln. Oft versuche ich und es tut mir leid, dass ich dies so sage – bei Männern meist vergeblich, auf Konsequenzen allzu sorgloser Lebensführung hinzuweisen. Die Antworten lauten meist so: „Wieso? Es geht mir gut!", „Ich kann mit Stress sehr gut umgehen", „Ich weiß, Sport täte mir gut, aber der ‚innere Schweinehund' ...", „Ich will essen, was mir schmeckt", um nur einige zu nennen.

Nehmen wir Nahrung auf, die uns nicht guttut, die durch chemische Prozesse verändert wurde wie Haltbarkeitszusätze, Farbstoffe, Geschmacksverstärker, Umweltschadstoffe, Convenience Food (siehe auch mein Buch *Was ernährt uns wirklich*), kann unser Körper längere Zeit ganz gut damit umgehen. Er setzt seine bewährten Abwehrstrategien ein, das Immunsystem wird aktiv, unsere bekannten entzündungsfördernden Zytokine werden produziert. Wenn jedoch zu diesen Störfaktoren noch andere hinzukommen, seien es Schmerzmittel, Hormonersatztherapie, Selbstüberforderung, Überarbeitung, Mobbing, Konkurrenzdruck, Lärmbelästigung, Beziehungsprobleme, entwickelt sich eine chronische Stressbelastung. Dadurch kommen jene Prozesse in Gang, die ich als eine Stresskaskade darstellen möchte – Worst-Case-Szenario – Achtung bewusst abschreckend!

Stress → hormonelle Reaktion über die HPA-Achse → Cortisol geht ins Blut → Botenstoffe im Gehirn wie z. B. Serotonin vermindert, zum Teil erhöht wie z. B. Adrenalin und Noradrenalin → entzündungsfördernde Zytokine (IL-1, TNF-α) erhöht → Gefäße verengt → Herzschlag erhöht → Blutdruck erhöht → Fortpflanzung lahmgelegt → Fette und Zucker strömen ins Blut

Die Langzeitfolgen sind: Typ-2-Diabetes → Metabolisches Syndrom, Herz-Kreislauf-Erkrankungen → Übergewicht → Fettleber → fehlgeleitete Immunreaktionen wie Autoimmunerkrankungen → neurodegenerative Erkrankungen wie Alzheimer → psychische Probleme, z. B. Depression, sowie Krebserkrankungen.

CHRONISCHE ÜBERLASTUNG SCHÄDIGT DAS IMMUNSYSTEM und beschleunigt den Alterungsprozess. In diesem System ständiger Überforderung des Immunsystems und seiner Mitspieler entwickelt sich eine stille Entzündung. Diese auch als Silent Inflammation bezeichnete chronische Entzündung findet sich im gesamten Körper. Dabei kommt es eben nicht zu Warnsignalen wie Rötung, Fieber, Schwellung, sie bleibt unbemerkt, eben still. Was wir allerdings merken, sind diffuse, unspezifische Beschwerden wie Müdigkeit, Kopfschmerzen, Schlafprobleme, Kreislaufstörungen, Gelenkschmerzen, Muskelschmerzen wie Fibromyalgie, emotionale Verstimmung, Erschöpfung bis hin zu Lethargie. Außerdem führt diese ständige Überproduktion von entzündungsfördernden Zytokinen (z. B. TNF-α, IL-1β, COX-2) zu überlasteten Zellen und zu einer Anhäufung von reaktivem Sauerstoff (ROS) in den Zellen. Diese veränderte Stoffwechsellage wird als oxidativer Stress bezeichnet.

OXIDATIVER STRESS VERKÜRZT DIE LEBENSZEIT VON ZELLEN

Vielleicht erinnern Sie sich noch an Wasserstoffperoxid oder Ozon aus dem Chemieunterricht? All diese reaktiven Sauerstoffspezies (ROS), auch freie Radikale genannt, entstehen bei der Zellatmung in den Zellkraftwerken, den Mitochondrien. Auch unsere Immunzellen bilden sie, um Erreger und suspekte Zellen abzutöten. So wichtig diese ROS einerseits gegen Erreger sind, haben sie auch eine negative Konsequenz: Sie verändern die DNA der Mitochondrien und können so zum Zelltod führen. Unterstützt wird dieser oxidative Zellstress auch dadurch, dass das Gleichgewicht zwischen ROS und normalem Sauerstoff gestört ist, was als Redox-Ungleichgewicht bezeichnet wird. Dadurch wird der Alterungsprozess der Zellen begünstigt und das Erbgut kann geschädigt werden.

Um die Yin-Yang-Balance zu wahren, gibt es wieder Gegenspieler, die zum Schutz der Zellen als Antioxidantien wirken. Es sind Vitamine, Spurenelemente und Mineralien aus der Nahrung, die als Radikalfänger fungieren. Daraus hat sich eine Gesundheitsindustrie entwickelt, die hohe Umsätze mit Vitaminen, Spurenelementen und Mineralien als Nahrungsergänzungsmittel generiert. Dabei ist bis heute nicht klar, wie viel Nutzen eine zusätzliche Zufuhr bringt, es sei denn, man ernährt sich sehr ungesund oder ist schwer krank. Im Gegenteil, manche Studien warnen, dass die Abwehrkraft von Schadstoffen blockiert werden könnte, wenn zu viele Antioxidantien eingenommen werden.

OXIDATIVER STRESS VERKÜRZT unsere Telomere. Dabei handelt es sich um fadenförmige Proteine, die an den Enden unserer Chromosomen diese schützen. Teilen sich die Zellen, werden die Telomere jedes Mal ein wenig kürzer, so werden die Zellen alt und wir mit ihnen. Auch hier können wir uns auf unser körpereigenes Gleichgewicht, die Yin-Yang-Balance, verlassen. Es gibt als Gegenspieler das Enzym Telomerase. Dieses Enzym kann die Verkürzung der Telomere wieder ausgleichen. Leider ist es bei Menschen nur in Keimzellen, Stammzellen, Immunzellen und Krebszellen aktiv (siehe Abb. 9, Seite 90).

Die Telomerase-Aktivität können wir selbst beeinflussen, indem wir Kalorien einsparen, Sport treiben, auf die Ernährung achten. Die DNA unserer Zellen ist also durch Entzündungen, oxidativen Stress und Telomerverkürzung Schädigungen ausgesetzt. Wären keine potenten Reparaturmechanismen vorhanden, würden

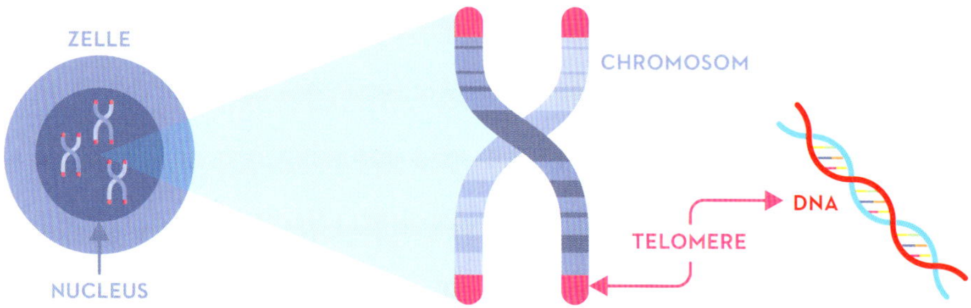

ABBILDUNG 9 Telomere

Zellen sehr schnell zugrunde gehen oder verändert, wie die aktuelle Hypothese zur Tumorentstehung besagt.

Zellreparatur durch Autophagie verlängert das Leben. Hier kommt wieder unser Immunsystem ins Spiel. Geschädigte bzw. alternde Zellen oder potenzielle Vorstufen von Tumorzellen müssen rasch abgebaut werden. Dieser Prozess nennt sich Autophagie, ein Reinigungsprozess, der die Bestandteile der Zellen „aufräumt", damit sie keine Schäden anrichten. Wirkt er nicht ausreichend, so ist der programmierte Zelltod (Apoptose) nicht vermeidbar.

Altern ist ein natürlicher Mechanismus, Autophagie zu verlangsamen. Umgekehrt sind Strategien, die Alterungsprozesse hintanhalten, lebensverlängernd, deshalb ist unsere Lebensführung – Yang Sheng – so wichtig. Diese Erkenntnis sollte in der Mitte des Lebens beginnen, um langfristig und nachhaltig zu wirken.

STRATEGIEN GEGEN DEN ALTERUNGSPROZESS

Kalorien einsparen: Kalorienmangel aktiviert im Körper-Enzyme, die Sirtuine genannt werden. Diese verbessern die Reparaturprozesse (Autophagie), vermindern dadurch Erbgutfehler, unterstützen die Immunzellen und erhöhen als Langzeiteffekt die Lebenserwartung.[43] Sirtuine können auch durch gewisse Nahrungsstoffe aktiviert werden, dazu zählen Resveratrol, Curcumin, grüner Tee, Zimt.

Resveratrol: ist Bestandteil in roten Trauben, damit auch im Rotwein, in Himbeeren, Pflaumen, Maulbeeren, Erdnüssen.

Grüner Tee: Studien konnten zeigen, dass Epigallocatechingallat (EGCG), das Bestandteil des grünen Tees ist, die Eigenschaft besitzt, sich in die Epigenetik „einzumischen". Es kann Gene anknipsen, die die Entwicklung von Krebszellen unterbinden, aber abgeschaltet sind. Inzwischen wurde auch herausgefunden, dass Genistein, ein Bestandteil der Sojabohne, ebenso agieren kann.[44]

Neuerdings gibt es wieder eine Powerdiät, diesmal mit Sirtfood, schon davon gehört? Diese beruht auf den genannten wissenschaftlichen Erkenntnissen wie auch der 8/16-Diät, dem Intervallfasten. Ich bin der Meinung, dass es keiner Diät bedarf, um sich gesund zu ernähren, nur einer guten Balance der Nahrungsmittel. Übrigens, von all den tausenden Ernährungsstudien der letzten Jahre zum Thema Diät wird letztendlich die „klassische Mittelmeerkost" als gesündeste Ernährungsform empfohlen.

Sport: aktiviert den Stoffwechsel, genauer den sogenannten Zitratzyklus, der über den Abbau von Nährstoffen Energie bereitstellt. Es geht also weniger um Kalorienabbau, als um ihre sinnvolle Verwertung. Er aktiviert außerdem die körpereigenen antioxidativen Enzyme. Sport unterstützt die Insulinwirkung, Zucker in den Muskeln zu speichern. Damit hält er die Insulinresistenz und somit die Entwicklung von Typ-2-Diabetes hintan. Er senkt die stressbedingte Cortisolausschüttung und wirkt damit positiv auf die Psyche.

Sport ist der beste Anti-Aging-Motor und das beste Antidepressivum. Wenn ich mit vielen meiner Patienten darüber rede, blicke ich häufig in ein unglückliches Gesicht nach dem Motto: Sport macht mir einfach keinen Spaß. Mit Sport ist aber nicht unbedingt Moutainbiking, Marathonlaufen und ähnlich anstrengende Aktivitäten gemeint. Schon 150 Minuten pro Woche in Bewegung zu sein, z.B. durch walken, wandern, Salsa tanzen oder Stiegen steigen, wirkt sich positiv aus. Prinzipiell tut alles gut, was nicht Couchpotato ist. Ganz nebenbei: Laut WHO sterben pro Jahr 3,2 Millionen Menschen wegen körperlicher Inaktivität.

Natürliche Antioxidantien: kommen in vielen Nahrungsmitteln vor, besonders wenn diese frisch, also nicht aus Dosen oder tiefgefroren sind. Wozu also Nahrungsergänzungsmittel schlucken? Beispiele:

Gemüse: Spinat (Vitamin E, C, Q10), Brokkoli (Vitamin E, C, Beta-Carotin), Tomaten (Vitamin C, Beta-Carotin), Kürbis und Karotten (Beta-Carotin), Kohl und Paprika (Vitamin C)

Obst: Zitrusfrüchte, Papaya und Erdbeeren (Vitamin C), Melone (Vitamin C, Beta-Carotin), Banane (Selen)

Nüsse: Haselnüsse, Mandeln (Vitamin E), Erdnüsse (Vitamin E, Selen, Q10), Sonnenblumenkerne (Selen), Kürbiskerne (Calcium, Magnesium)

INFEKTANFÄLLIGKEIT UND BLUTZUCKERSPIEGEL

Zucker in Form der Glucose ist eine wichtige Energiequelle, wir nehmen sie als Kohlenhydrate auf. Während viele unserer Körperzellen auch Fette und Eiweiß nutzen können, sind unser Gehirn und die roten Blutkörperchen, die Erythrozyten, auf Glucose angewiesen. Um diese für die Zellen verwertbar zu machen,

brauchen wir Insulin, ein Hormon der Bauchspeicheldrüse. Dieser biochemische Mechanismus ist einer unserer Schlüssel zu lang anhaltender Gesundheit. In Europa leiden rund 50 Millionen Menschen an Diabetes, davon 90 Prozent am Typ-2. Der Grund ist nicht nur Überernährung, wie z. B. zu viel hochgesättigte Fettsäuren aus tierischen Produkten, sondern auch mangelnde Bewegung.
Insulin: Das Hormon der Bauchspeicheldrüse hat die Aufgabe, Energie aus der Nahrung zu speichern. Diese Speicherform der Glucose nennt sich Glycogen, das meiste davon wird in der Muskulatur, ein wenig auch in der Leber gespeichert. Reicht die Menge an Insulin im Blut nicht aus, um den Blutzucker zu senken, wird mehr Insulin gebildet und ins Blut geschickt. Dieses Überangebot von Insulin im Blut, der Hyperinsulinismus, ist die Vorstufe zu Diabetes und dem Metabolischen Syndrom. Daraus folgt: je mehr Insulin vorhanden ist, desto mehr Kohlenhydrate werden in Fett umgebaut und am „Speckgürtel" abgelegt. Bei diesem Phänomen sprechen wir auch von Insulinresistenz.

Zu viel Zucker im Blut (Hyperglykämie) stört die Barrierefunktion der Schleimhäute nicht nur des Darms, sondern vor allem der Atemwege. Es besteht ein Zusammenhang zwischen HbA1c und Infekten (HbA1c ist der Langzeitwert des Blutzuckers). Dies liefert die Erklärung, warum Diabetes als gefährliche Vorerkrankung für die Infektion mit dem SARS-CoV-2-Virus beschrieben wird.

Metabolisches Syndrom: wird die Stoffwechsellage genannt, die Insulinresistenz, Übergewicht, erhöhte Blutfettwerte wie Triglyceride, LDL und Cholesterin mit Bluthochdruck kombiniert.
Stress: Adrenalin und Blutzuckerspiegel hängen zusammen. Es ist ein evolutionsbiologisch sinnvoller Prozess, beim Anblick eines Mammuts die Fight-or-Flight-Impulse, also eine Stressreaktion zu starten (siehe Abb. 7, Seite 64). Stress erhöht die Adrenalinausschüttung aus der Nebenniere, daraufhin werden Herzfrequenz und Blutdruck erhöht, wir müssen ja wach sein für die Flucht. Der Blutzuckerspiegel steigt an, somit haben wir genug Energie, um vor dem Mammut davonzulaufen.

Das Mammut ist heute nicht unser Problem, vielmehr ist es die chronische Stressbelastung. Dabei kommt es zu andauernd erhöhtem Zuckerspiegel im Blut. Dieses Überangebot an Glucose kann nicht mehr in die Zellen abtransportiert werden und wird daher in Fettgewebe umgebaut. Dabei kann es zur Verschiebung des Redox-Gleichgewichts kommen, zu vermehrter Zellteilung und letztlich zu Krebs.
Serotonin: Das Glückshormon Serotonin spielt eine wichtige Rolle bei der Entstehung von Diabetes.[45] Serotonin produzierende Neurone (Nervenzellen) im Gehirn werden vom Kohlenhydratspiegel und vom Plasma-Tryptophan im Blut geregelt. Das bedeutet, je mehr Kohlenhydrate, desto mehr Serotonin, desto glücklicher

sind wir. Viele Menschen merken, dass sie sich durch Essen besser fühlen, sie bezeichnen sich selbst oft als „Frustesser“, genau wegen des Wunsches nach dem Glücksgefühl. Daher ein Snack und bald wird der nächste verspeist: Meist sind diese Snacks sehr zuckerreich und fetthaltig. Die Konsequenz ist wie schon besprochen Insulinresistenz.

Mein Tipp: Falls Sie einen Schuss Fröhlichkeit brauchen, Cashewkerne enthalten sehr viel Tryptophan, die Vorstufe des Botenstoffs Serotonin. Ebenso sind Hasel- und Erdnüsse sowie Mandeln als Snackalternative zu empfehlen.

VIELLEICHT AN DIESER STELLE noch kurz ein Wort zu dunkler Schokolade: Ja, es stimmt, Kakaobestandteile, die Flavonole, haben neben dem psychischen Effekt auch einen positiven Einfluss auf das Herz-Kreislauf-System, indem sie die Gefäße erweitern. Allerdings muss die Schokolade mindestens 70 Prozent Kakaoanteil haben und auch wirklich dunkel sein. Vielfach wird die Dunkelheit durch Beimischen von Pottasche hergestellt. Also Achtung bei Fake-Schoki![46]

Die Tendenz, Nahrungsmittel als „Drogen“ einzusetzen, wie Chips, Schokolade, Kekse und andere Naschereien, ist ein häufiger Grund für Gewichtszunahme. Wir sehen das Phänomen auch bei Menschen, die gestresst sind, depressiv oder das Rauchen aufgegeben haben. Jetzt sage ich noch etwas Positives zu Zucker: Heute wissen wir aus Studien, dass erhöhtes Körpergewicht im mittleren Alter lebensverkürzend wirkt, im höheren Alter aber lebensverlängernd. Eine Forschergruppe hat anhand von alten Mäusen, die sie mit Zucker gefüttert haben, zeigen können, dass sich die Telomere viel langsamer verkürzen.[47]

BRAUNES FETT HILFT DEM IMMUNSYSTEM

In meinem Studium habe ich noch gelernt, dass Fettgewebe ausschließlich als Speicher fungiert. Heute hat sich die Forschung das Fettgewebe und seine Zellen, die Adipozyten, genauer angesehen und entdeckt, dass sie auch Hormone produzieren und mit dem Immunsystem engen Kontakt halten.

Das erste Hormon, das entdeckt wurde, war Leptin. Es ist für die Balance von Hunger- und Sättigungsgefühl zuständig, somit für das Körpergewicht. Bei übergewichtigen Menschen ist der Leptinspiegel im Serum erhöht. Das wiederum führt zu einer vermehrten Produktion von proentzündlichen Zytokinen wie TNF-α und IL-6. Übergewicht bedeutet daher eine chronische Entzündung im gesamten System mit allen damit verbundenen Konsequenzen, wie Metabolischem Syndrom. Es konnte auch nachgewiesen werden, dass Leptin zu erhöhtem Blutdruck beiträgt. Der „good cop“ als Gegenspieler zum „bad cop“ Leptin heißt Adiponektin und hat eine antientzündliche Wirkung, erhöht die Insulinsensitivität, verbessert den Einbau von Glucose in die Muskelzellen und schützt die Innenwände der Arterien vor Atherosklerose, der Gefäßverkalkung. Adiponektin kann durch Sport, Kalorienreduktion sowie Omega-3-Fettsäuren, die z. B. in Leinöl, Hanföl und Walnussöl vorhanden sind, stimuliert werden.

2007 wurde entdeckt, dass auch Erwachsene das energieaktive braune Fett der Babys unter gewissen Bedingungen wieder bilden können. Genauer gesagt können unter Einfluss von Bewegung, Kälte und geringerer Nahrungszufuhr weiße Fettzellen in braune oder beige Fettzellen umgewandelt werden. Dabei spielt ein durch Training von den Muskelzellen gebildetes Hormon namens Irisin die entscheidende Rolle im Umbau der Fettzellen. Braune Fettzellen erhöhen den Energieverbrauch durch eine hohe Dichte an Mitochondrien, verbessern die Insulinresistenz und wirken Übergewicht und Stoffwechselerkrankungen entgegen. Die Zonen, an denen besonders viel braunes Fett abgelagert wird, sind Nacken, Schlüsselbein und entlang der Wirbelsäule. Eine kurze kalte Dusche kann, so betrachtet, eine Gewichtsabnahme fördern.

DER ZEITPLAN DES STOFFWECHSELS – DIE ORGANUHR

Unsere Verdauung von Kohlenhydraten, Fetten und Proteinen erfordert ein genaues Zusammenspiel von Magen-Darm-Trakt, Leber, Bauchspeicheldrüse, Muskeln und Fettgewebe. Zeit spielt dabei eine bedeutende Rolle. Wir sprechen von zirkadianem oder tageszeitlichem Rhythmus.

In einer Studie wurden Menschen verglichen, die fünf Stunden pro Nacht schlafen sollten. Der einen Gruppe wurden zusätzlich unregelmäßige Schlafzeiten für eine Woche auferlegt. Danach untersuchten die Forscher den Insulinspiegel beider Gruppen. Es zeigte sich, dass beide Gruppen eine Insulinresistenz aufwiesen und die Entzündungsaktivität des gesamten Körpers erhöht war. Allerdings waren die Werte bei der Gruppe schlechter, die unregelmäßig schlief. Männer hatten doppelt so hohe Parameter wie Frauen.

Die Empfindlichkeit auf das Hormon Insulin, die Insulinsensitivität, ist am Morgen viel höher als abends. Abends könnte Zucker länger im System bleiben und somit als Langzeitfolge wieder Insulinresistenz und Typ-2-Diabetes hervorrufen.

Daten einer Langzeitstudie an 5.000 Menschen in Großbritannien zeigten, dass diejenigen mit unregelmäßigen Essenszeiten ein viel höheres Risiko haben, am Metabolischen Syndrom zu erkranken. Männliche „Frühstücksmuffel“ haben ein vierfach höheres Risiko, an Gefäßverkalkung, der Atherosklerose, zu erkranken.[48, 49] Viele Prozesse im Körper laufen nach tageszeitlichen Rhythmen ab. Cortisol erreicht z. B. morgens gegen fünf Uhr, Melatonin nachts gegen drei Uhr den höchsten Wert.

Die Organuhr der Chinesischen Medizin beschreibt ebenso zeitliche Rhythmen der Organfunktion. Dabei handelt es sich um die maximale Kraft, das Qi, das die jeweiligen Organe tätig werden lässt, sowie ihre minimale Kraft genau zwölf Stunden später, wo sie eine Ruhepause einlegen.

Maximalzeit des Magens: 7 bis 9 Uhr, Minimalzeit: 19 bis 21 Uhr

Maximalzeit der Milz: 9 bis 11 Uhr, Minimalzeit: 21 bis 23 Uhr

Die alte Geschichte, morgens wie ein König und abends wie ein Bettler zu essen, wird von wissenschaftlicher Forschung als gesundheitsfördernd bestätigt.

DER MENSCH IN DER ERDE-PHASE

Ich beginne mit einem Textausschnitt zum Schmunzeln. Er ist aus dem Buch, das als erstes die Inhalte der Chinesischen Medizin schriftlich zusammengefasst hat: *Das Buch des Gelben Kaisers* aus dem dritten Jahrhundert vor unserer Zeit. Es beschreibt die Entwicklung von Frauen im Sieben-Jahres-, die der Männer im Acht-Jahres-Zyklus:

Frau:

- im Alter von 28 Jahren ist der Körper am stärksten
- mit 35 beginnt die Energie langsam abzufallen, die Verdauung wird schwach, das Gesicht wird trocken, die Haare fallen aus
- mit 49 wird die Energie des Blutes schwach, die Menstruation stoppt, sie kann nicht mehr schwanger werden

Mann:

- mit 32 Jahren ist der gesamte Körper in bester Kondition
- mit 40 beginnt die Nieren-Energie langsam abzusinken, die Haare beginnen auszufallen
- mit 48 ist das Nieren-Qi noch schwächer und auch die Yang-Energie wird im ganzen Körper schwächer, das Gesicht wird faltig, die Haare ergrauen
- mit 56 beginnt aufgrund der schwachen Nierenenergie auch die Energie der Leber abzunehmen; dadurch werden die Sehnen und Knochen nicht mehr richtig ernährt, der Körper wird steif

WER UM DIE ENERGIE seiner Lebensabschnitte weiß, wird sich demgemäß verhalten und rechtzeitig dem Absinken der Energie entgegensteuern. Das ist das Wesen des Yang Sheng.

Die Organbegriffe im alten China entsprechen einer funktionellen Einheit, jedes Organ ist wie in einem Netzwerk mit allen anderen verbunden. Diese Verbindungsbahnen nennen wir Meridiane. Sie vernetzen alle inneren Organe miteinander und stellen deren Vermittlung an die Körperoberfläche her. Dort können wir sie durch Akupunktur, Akupressur, die Tuina-Massage, Wärmetherapie mit Moxa, einem Beifußkraut, und mit Übungen des Qigong und Taiji behandeln. Auch wenn wir die gute alte Wärmeflasche zum Beispiel bei Bauchschmerzen verwenden, folgen wir demselben Innen-Außen-Prinzip. Die Wärme geht von der Haut nach innen zu den Organen und entspannt die verkrampfte Muskulatur.

MAGEN UND MILZ als Organe der Erde-Phase haben die Aufgabe, uns wie Mutter Erde mit der Energie aus Nahrung und Getränken zu versorgen. Ist ihr Qi ausreichend vorhanden, können sie die Aufgabe der Verdauung bewältigen, sie können sich um alle anderen Organe kümmern. Das mütterliche Sorgen, besorgt sein, sich kümmern, sind typische Eigenschaften der Erde-Menschen. Sie lieben die Harmonie mit ihren Liebsten, darum machen sie sich ständig „Sorgen" um sie. Wird ihr Kümmern um andere nicht ausreichend erwidert, entsteht Kummer und Selbstmitleid. Sie verstärken daraufhin ihre Fürsorge, was als aufdringlich und drängend empfunden wird. Ein modernes Bild dafür ist die „Helikopter-Mutter", die ständig um ihr Kind kreist und es damit einschränkt.

Wenn Nahrung über den Mund und die Speiseröhre in den Magen gelangt, so ist ihr Weg von außen nach innen der Erde-Phase zugeordnet. Der Mund als Sinnesorgan wird nicht nur beim Kauen und Küssen aktiv, bei Babys ist es das wichtigste Kontaktorgan zur Ernährungsquelle Mutter und zum sinnlichen Erfassen der Umwelt – wir kommen auf den „Geschmack des Lebens". Die Lippen zeigen den Zustand der Milz an. Sind sie rot und voll, ist die Milz ausreichend mit Blut versorgt, sind sie trocken und rissig, herrscht Blut- oder Feuchtigkeitsmangel.

Der Magen dominiert die Hohlräume des Körpers, er erhält die von außen kommenden Speisen und Getränke und beginnt sie bereits im Mund zu zerlegen. Dafür braucht er Zeit, hastiges Schlingen mag er gar nicht, es schwächt seine Leistung, den Nahrungsbrei nach unten zum Dünndarm weiterzuleiten. Kalte Nahrung mag er auch nur bedingt, denn sie schwächt sein Verdauungsfeuer, ebenso wie unangenehme Gespräche bei Tisch.

Magenprobleme, die gängige Diagnose lautet Gastritis, sollten unterschieden werden. Die entzündete Magenschleimhaut mit brennendem Gefühl, das durch Essen gebessert wird, ist Gastritis. Säureblocker, wie vom Arzt üblicherweise verordnet, helfen sehr gut.

Häufiger sehe ich in der Praxis aber einen geschwächten Magen aufgrund unregelmäßigen Essens. Er kann nur langsam verdauen, der Speisebrei liegt zu lange herum, es entsteht Völlegefühl, saurer Reflux (Sodbrennen), Mundgeruch, dicker Zungenbelag. Viele Patienten erzählen, dass sie sich morgens die Zunge mit der Zahnbürste reinigen. Sie essen ihre Hauptmahlzeit am Abend, danach bleibt der Speisebrei liegen und gärt über Nacht wie in einem Silo. Säureblocker helfen nicht, sie verschlimmern eher die Beschwerden.

Stirn- und Nebenhöhlen: Der Magenmeridian zieht sich vom Kopf über den Brustkorb, den Bauch, die Beine bis zu den Zehen. Er hat engen Kontakt zum Dickdarm, der gleichsam das andere Ende des Verdauungstraktes darstellt und als Meridian an der Nase endet. Beide zusammen werden das strahlende Yang – Yang Ming 阳明 – genannt. Yang Ming regiert alle Hohlräume wie z. B. die Stirn- und Nebenhöhlen. Kommt es zu Störungen, beispielsweise nach Überessen, sind ein dumpfer Kopf, wie nach Alkoholgenuss, ein Gefühl, wie benommen zu sein, nicht selten. Muss das Yang Ming aber noch Nahrung verkraften, die ihm nicht guttut, reagiert es mit allergieähnlichen Symptomen, wie Schnupfen, gereizten Nebenhöhlen, Entzündungen der Mundschleimhaut, Niesattacken.

WAS MACHT DIE MILZ in diesem System? Sie kontrolliert die Umwandlung der körperfremden, von außen kommenden Nahrung in körpereigene, das Nahrungs-Qi. Es ist der Prozess der Verwandlung von materieller in immaterielle Energie, die wir im Körper als Wärme und Kraft verspüren. Ein Teil dieser Kraft geht in die Muskulatur, ein Teil geht ins Blut und von dort über das Herz ins Gehirn, wir können besser denken. Das Blut ist besonders für Frauen wichtig, soll es doch den Fötus nähren. Deshalb legen asiatische Frauen sehr viel wert auf gepflegte rote Lippen. Sie sollen zeigen, dass durch ein starkes Milz-Qi genügend Blut und damit ihre Fruchtbarkeit vorhanden ist, einen Fötus zu ernähren.

Gibt uns also die Nahrung nicht genug Kraft, weil wir Junkfood und ausschließlich Rohkost essen oder können wir Anteile davon, wie z. B. Gluten, nicht verarbeiten, fühlen wir uns schwach, müde, antriebslos und es kann zu Muskel- und Gelenkschmerzen kommen. Die Schulmedizin hat die exotisch klingende Diagnose Fibromyalgie dafür. Egal ob Gluten, Laktose, Fructose, Histamin, alles, was wir nicht verdauen können, kann diese Probleme hervorrufen.

Auch geistige Nahrung muss „verdaut" werden, die Milz regiert das Denken (Si 思). Unser Gehirn verbraucht ein Viertel unserer Nahrungsenergie aus Kohlenhydraten pro Tag. Ist zu wenig Qi in der Nahrung, können wir nicht nachdenken, als Zeichen einer schwachen Milz schweift unser Geist umher. Wenn wir uns geistig beschäftigen, z. B. etwas lernen, brauchen wir zur geistigen Nahrung auch nährende Kalorien – also Qi, deshalb gibt es „Studentenfutter". Mit dem süßen Geschmack von Rosinen und Nüssen kann die Milz den „Hunger nach Informationen" besser verarbeiten und integrieren.

Junkfood, stark gesüßte Getränke und Rohkost machen geistig müde, wir denken schwerfällig, glauben alles, was gesagt wird. Zu viel Süßes lässt unsere Muskeln schwach werden, wir verlieren an Stehvermögen. Deshalb ist für Menschen mit schwachem Milz-Qi Sport ein No-Go, sie bevorzugen den Couchpotato-Status, denn sie sind kraftlos. Geistige und körperliche Schwerfälligkeit hängen zusammen.

Schlafstörungen: Sorgen und Kummer lassen Erde-Menschen nicht einschlafen. Ähnlich einem Wiederkäuer denken sie immer wieder dieselben Situationen und Gespräche durch, die sie bekümmern. Viele Besorgte sagen, sie wüssten genau, dass sie ihre Probleme teilweise phantasievoll konstruieren, aber sie könnten nicht anders.

YANG SHENG 杨生 FÜR ERDE-MENSCHEN

Um in unserer Mitte zu bleiben, sollten Magen und Milz ausreichend Qi zur Verfügung gestellt bekommen. Das bedeutet, wir sollten unsere Ernährung nicht als Mittel betrachten, um irgendwie satt zu werden, sondern als Basis unserer Gesundheit und eines wachen Geistes.

Süßer Geschmack harmonisiert das Erde-Element, gibt Kraft und stärkt unsere Mitte. Alle Babynahrung, von Muttermilch über Getreidebreie, bis zu Karotten und Kartoffeln, der natürliche süße Geschmack dominiert. Diese Süße sollte nicht mit Industriezucker und Naschereien verwechselt werden, diese machen träge und übergewichtig.

Nahrungsmittel mit gelber Farbe, z. B. Süßkartoffeln, Getreide, Mais, Hirse, Karotten, Maroni (Esskastanie), stärken die Milz und unterstützen das Blut. Frauen mit Kinderwunsch sollten auf die Ernährung der Erde achten, denn Blut ernährt den Fötus, Blutleere kann zu Abortus führen.

Ständig nur kalte Nahrung und Getränke, wie Weckerl, Semmerl, Salat, Joghurt und Eistee, schwächen die Verdauung. Natürlich möchte man morgens länger schlafen, isst dann irgendwann im Büro und hat abends Hunger. Aber zur Minimalzeit des Magens zwischen 19 und 21 Uhr ein komplettes Menü zu verkraften, verlangt dem Magen viel Energie ab. Verdauungsprobleme sind bei dieser Lebensführung „all inclusive“. Abgesehen davon werden wir müde, denk- und bewegungsfaul.

Bei Erde-Menschen bleiben Stress und Probleme häufig im Magen liegen. Sie sollten darauf achten, beim Abendessen mit der Familie oder den obligaten Arbeitsessen problematische Themen erst nach dem „Digestif“ auf den Tisch zu legen. Sonst schwächen sie das Magen-Qi noch mehr. Als Konsequenz daraus schlafen sie schlecht. Häufig weckt sie Nachtschweiß gegen fünf Uhr morgens, da beginnt die Verdauung zu arbeiten.

EINE SCHWACHE MITTE kann Feuchtigkeit nicht gut verarbeiten. Feuchtigkeit von Außen wie schwüles Klima oder auch von Innen durch zu viel Rohkost und Zucker schwächt das Bindegewebe und die Muskulatur. Sie macht sich als „Reithosenspeck“ oder Cellulite an den Oberschenkeln bemerkbar, legt sich in Form von Schwellungen, den sogenannten Ödemen, um Knie und Knöchel, in Fingergelenke und macht Lidödeme. Die Chinesische Medizin hat ein nettes Bild dafür gefunden, sie nennt dieses Phänomen „silk worms“, also Seidenraupen unter den Augen. Bedenken Sie, wenn Sie Karottensaft oder Smoothies zu sich nehmen, ob Sie diese Mengen an Gemüse und Obst auch in roher Form essen würden. Wahrscheinlich nicht? Ihre Verdauung ist jedenfalls damit heillos überlastet.

Üblicherweise wird Feuchtigkeit über Schweiß und Harn ausgeschieden. Feuchtigkeit, die der Körper nicht loswird, versucht er zu verdichten, es bildet sich Schleim. Dieser rinnt dann aus der Nase, legt sich in die Nebenhöhlen, in die Bronchien, verdichtet sich zu Fibromen, den warzenähnlichen Hautgebilden, zu Zysten und Lipomen, den gutartigen Fettgeschwülsten. Chinesische Ärzte aus Wuhan sagen über SARS-CoV-2, dass Feuchtigkeit die Grundlage dieser schweren Verläufe bildet, wo die Lunge förmlich mit Schleim zubetoniert ist. Daher verwendeten sie bereits am Anfang der Pandemie in ihren klassischen Kräuterrezepturen scharfe und wärmende Arzneien, um die Feuchtigkeit im Körper zu zerstreuen. Darunter waren Kardamom, Zimt und Ingwer.

Wenn Sie leicht frieren, speziell an den Händen, ist das ein Hinweis für zu wenig Nahrungs-Qi. Gerade in der kalten Jahreszeit sollten Sie wärmende Kräuter verwenden. Dazu eignet sich die gesamte Palette der Wintergewürze, wie sie auch für Glühwein und Weihnachtsbäckerei verwendet werden. Hängen Sie immer wieder einen Teebeutel Glühweingewürze in heißes Wasser oder Ihren Tee, so wärmen Sie sich innerlich gut auf.

LIU ZI JUE 六字 訣 –
DIE SECHS HEILENDEN LAUTE (4. JAHRHUNDERT)

Eine Form des Qigong, die für die Gesundheit des Geistes und langes Leben praktiziert wird. Dabei wird den jeweiligen Elementen ein Ton zugeordnet, der zusammen mit der Atmung eine Schwingung erzeugt. Diese Schwingung lässt das Qi des Zielorgans frei fließen. Der Ton der Erde ist hu – das H wird gehaucht wie ch, das U ganz lange gezogen uuuu.

Um die Mitte noch zusätzlich zu bewegen, kann man ruhig durch die Nase einatmen und während des Ausatmens sich langsam, Wirbel für Wirbel, nach unten beugen und dabei den Ton hu wie *chuuuuu* leise hauchen. Sie sollten die Bauchmuskeln dabei spüren.

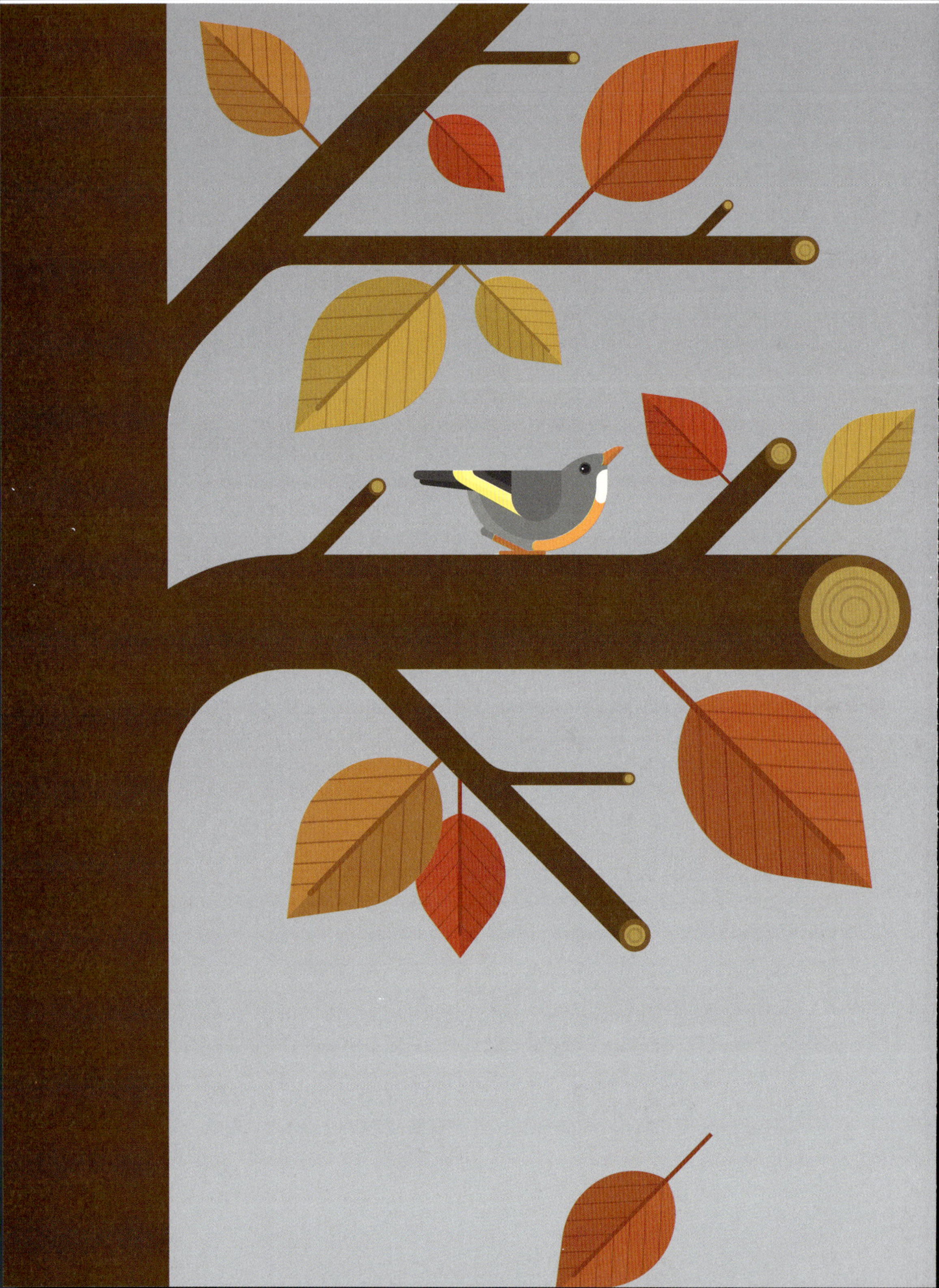

KAPITEL FÜNF

DER HERBST DES LEBENS – DAS METALL-ELEMENT

Eine Erkrankung erst dann zu behandeln,
wenn sie schon ausgebrochen ist,
ist wie Waffen zu schmieden, wenn der
Krieg bereits begonnen hat.

LING SHU, HAN DYNASTIE

MIT DEM ERSTEN SCHREI treten wir in ein Leben ein, das uns zu selbstbestimmten Wesen machen soll. Aus dem Stadium des Eingebettetseins in das Element Wasser, das uns hervorbringt, entfalten sich unsere Lungen und beginnen in ihrer Rhythmik des Ein- und Ausatmens zu schwingen. Darauf haben wir keinen willentlichen Einfluss, wie auch auf viele andere Prozesse des Lebens nicht. Im antiken China wird diese Tatsache als Naturgesetz (Dao 道) gesehen, in das es nicht einzugreifen gilt (Wu Wei 无为). Aufnehmen und Abgeben, Ein- und Ausatmen, Annehmen und Loslassen sind ausschließlich biologisch gesteuert und sinnvollerweise nicht willentlich steuerbar, aber perfekt aufeinander abgestimmt. So erhält sich Leben ohne die Frage nach dem Sinn, denn das Leben lebt und das allein ist Sinn genug.

Die Sonne steht nun im Westen, es ist Herbst. Es stellen sich ambivalente Gefühle ein. Einer prachtvoll bunten Natur steht das Wissen der Endlichkeit, das Absterben der Blätter und der Rückzug der Natur gegenüber. Im Herbst des Lebens stellt sich oft die Frage nach dem Sinn des Lebens. In diesem Lebensabschnitt, in dem Wissen, auf das Wasser-Element des Alters zuzusteuern und damit auch die eigene Endlichkeit zu erfassen, ist es entscheidend, wie das Metall-Element bestehend aus Lunge und ihrem Yang-Partner Dickdarm zu handeln. Trenne Brauchbares von Unbrauchbarem, bleibe nicht unnötigen Ideen verhaftet, lasse los von materiellen Anreizen und begegne deinem Alter mit heiterer Gelassenheit.

Sie denken sich an dieser Stelle: Das ist ja leicht gesagt! Natürlich ist das nicht leicht, aber es gibt auch die Möglichkeit, auf sein gelungenes Leben zurückzublicken, seine persönliche Lebensphilosophie zu entwickeln, sich den letzten Lebensabschnitten mit besonderer Aufmerksamkeit und Freude zu widmen. Die Atemübungen des Qigong lassen die natürliche Schwingung der Lungen zu und verhindern Altersstarre. Die langsamen Bewegungen des Taiji stärken die Muskulatur und halten beweglich, sodass wir auch im höheren Alter unser Leben noch immer selbstbestimmt verbringen können. Die Auswahl gesunder Nahrungsmittel hält über die Elemente Feuer und Erde unseren Geist wach. Wer sagt also, dass wir hilflos dem Ende ausgeliefert sind?

DAS IMMUNSYSTEM ALTERT MIT UNS

Wenn wir während der Kindheit ein leistungsfähiges Immunsystem aufgebaut haben, wird uns dieses in unserem Erwachsenenleben auch in kritischen Phasen begleiten und schützen. Es wird uns nicht nur vor möglicherweise tödlichen Infekten bewahren, sondern hält auch bestehende Infekte in Schach. Mikroorganismen wie EBV (Epstein-Barr-Virus), Hepatitis-C-Virus, HPV (Humane Papillomaviren) oder Herpes-simplex-Virus sind nur einige davon. Aber sie verursachen zirka ein Viertel aller Krebsarten. T-Zellen halten sie normalerweise ruhig, verlieren aber als alternde Zellen ihre Leistungsstärke. Das ist mit ein wesentlicher Grund, warum akute Infekte durch Viren wie Influenza oder SARS-CoV-2 bei Menschen über 65 Jahren häufiger zu Komplikationen führen können. Gleichzeitig verringert eine schwächere Immunantwort auch die Wirksamkeit von Impfungen. Die molekulare Basis der alternden Immunzellen ist noch nicht restlos geklärt, drei Ursachen spielen jedenfalls eine Rolle: die Verkürzung der Telomere, der oxidative Stress, die gesteigerte Bildung proentzündlicher Zytokine. Alternde Immunzellen können auch die Selbsttoleranz gegenüber körpereigenen Antigenen nicht mehr in vollem Umfang gewährleisten, daher steigt die Zahl der Autoimmunerkrankungen an. Dieses schwache Immunsystem gefährdet auch das selbstregulierende Gleichgewicht zwischen den Darmbakterien und ihrem Gastgeber. Genau dort können wir ansetzen, um uns selbst zu stärken.

SELBSTHILFE DURCH PFLEGE DER DARMBAKTERIEN

Viele meiner Patientinnen und teilweise auch Patienten pflegen mit besonderer Hingabe und Liebe ihren privaten Dschungel zu Hause, am Balkon oder im Garten. Sie wissen sehr genau Bescheid, wie wichtig gesunde Pflanzen sind, um Schädlinge abzuwehren. Häufig verwundert es sie, wenn ich ihnen sage, dass sie dieselbe Pflege auch ihrem Mikrobiom angedeihen lassen sollten, denn dort liegt der Schlüssel zur Abwehr der Schädlinge, die uns Menschen betreffen.

Der Darm ist die Schnittstelle zwischen dem, was uns von außen umgibt, und dem Immunsystem. Viele unterschiedliche Ursachen, z. B. Schmerzmittel, Hormonersatztherapie, Verhütungspille, Histamin, Fast Food, stören die Schleimbarriere des Darms, öffnen die Verbindungsstellen zwischen den Darmzellen (Tight Junctions) und führen so zu Entzündungen (Silent Inflammation). Das wiederum feuert die Cortisolproduktion an und führt letztendlich zu verkürzten Telomeren und Zellalterung.

WIE KÖNNEN WIR also unsere winzigen Freunde im Darm hegen und pflegen? Ähnlich wie in gesunden Ökosystemen, wie einem Wald oder einem Korallenriff, leben unsere Darmbakterien in friedlicher Weise zum gegenseitigen Nutzen mit uns zusammen. Eine Symbiose, von der alle Beteiligten profitieren. So gibt es Bakterien, die Sauerstoff verbrauchen, um anderen, die nur ohne Sauerstoff leben können, dieses Leben zu ermöglichen. Teilweise dient der Abfall eines Bakteriums als Nahrung für ein anderes. Ihre Zusammenarbeit schafft es auch, eine relativ konstante Anzahl an Bakterien im Verdauungstrakt zu erhalten. Dies ist umso erstaunlicher, als wir mit jedem Stuhl eine erhebliche Zahl von ihnen ausscheiden. Zirka ein Drittel der Stuhlmenge sind Bakterien. Aber so wie auch in allen Ökosystemen gibt es Konkurrenz, wenn die Lebensbedingungen verändert werden.

Der Verdauungsprozess im Dickdarm gleicht der Fermentation, einer Gärung durch Enzyme und Mikroben, wie sie bei Sauerkraut, Joghurt, Sauerteig oder Alkohol abläuft. Während dieser Gärung kommen auch unerwünschte Gerüche zustande. Darmgase können den Bauch blähen und hörbare Geräusche verursachen.

Jeder von uns besitzt sein ganz persönliches Mikrobiom, vorerst von der Mutter übernommen, im Laufe unsers Lebens geprägt und angepasst durch unsere Lebensgewohnheiten. Hier ein kurzer Überblick über jene Bakterien, die für unsere Immunabwehr bedeutend sind.

Milchsäurebakterien: Zu ihnen zählen Laktobazillen und Bifidobakterien, die unsere gesunde Mund-Darm- und Scheidenflora besiedeln. Sie drängen sich an der Darmschleimhaut eng aneinander, sodass schädliche Keime keinen Platz mehr haben. Eine ihrer Aufgaben ist, Zucker zu Milchsäure zu vergären. Dadurch sinkt der pH-Wert (der pH-Wert ist das Maß für den basischen oder sauren Charakter von wässrigen Lösungen) des Verdauungsbreis ab, ein saures Milieu entsteht. Dieses saure Milieu führt bei vielen schädlichen Bakterien dazu, dass sie sich dort nicht mehr vermehren können. So werden vor allem gefährliche Clostridien, Listerien, Salmonellen, Fäulnis- oder Kolibakterien in ihrem Wachstum gehemmt.
Bifidin: ein Gift (Toxin), das direkt von den Bifidobakterien gebildet wird, hemmt das Wachstum dieser Eindringlinge. Durch das eher saure Milieu im Darm werden Kalziumsalze aus der Nahrung besser gelöst und dadurch auch besser verdaut. So wird Osteoporose vorgebeugt.
Laktobazillen: produzieren reichlich Vitamin K2, wodurch die Aufnahme von Kalzium in den Knochen unterstützt wird.
Bifidobacterium infantis: haben wir schon bei den Babys kennengelernt, es gibt uns den ersten immunologischen Boost.

Milchsäurebakterien: sind auch in der Lage, Laktose (Milchzucker) zu verarbeiten, bei einer Laktoseunverträglichkeit sind sie nach meiner Erfahrung meist deutlich vermindert.

OB WIR SCHLANK ODER ÜBERGEWICHTIG sind, hängt unter anderem davon ab, welche Art von Bakterien unseren Darm besiedeln. Die Dickmacher unter ihnen sind einige Gruppen sogenannter Firmicutes.

Zu ihnen zählen zwar auch die Laktobazillen, diese haben aber den gegenteiligen Effekt. Die Dickmacher unter den Firmicutes sind vor allem die Gattung Clostridien. Sie leben fast ausschließlich im Dickdarm und sind so gefräßig, dass sie aus den unverdaulichsten Nahrungsbestandteilen, den Ballaststoffen, alles an Energie herausholen, was sie können. Dabei entstehen Zucker und Fettmoleküle, die als „Schwimmreifen" oder „love handles" an uns haften. Als wir noch nicht im Supermarkt eingekauft haben, sondern jagend durch die Savanne streiften, war dieses angedockte Vorratslager sinnvoll. Schließlich konnten wir damals nicht wissen, wann uns die nächste Mahlzeit über den Weg läuft. Dank Firmicutes nehmen wir zirka 10 bis 20 Prozent mehr Kalorien aus eigentlich energiearmen Lebensmitteln wie Gemüse und Obst auf. Untersuchungen konnten zeigen, dass im Stuhl von Menschen mit Übergewicht die Anzahl der Firmicutes-Bakterien überwiegt.[50]

Aber gemäß der Yin-Yang-Balance gibt es auch diesmal einige Gegenspieler. Zu ihnen zählen vor allem die Bacteroidetes und die Bifidobakterien. Um nicht zu viel Energie aufzunehmen, stülpen sich diese Bakterien über die sogenannten leeren oder unnötigen Kohlenhydrate, kapseln sie ab und transportieren sie ungebraucht über den Stuhl aus dem Körper. Bacteroidetes sind in der Lage, bestimmte Substanzen zu bilden, welche die Fettspeicherung hemmen. In einem gesunden Darm halten sich beide die Waage. Damit gewährleisten sie eine Balance der Energiezufuhr.[51]

Wovon hängt es ab, welche Bakteriengruppen unseren Darm besiedeln? In erster Linie natürlich von unserer Ernährung. Fructose, besonders der Fruchtzucker in Trockenobst und Fruchtsäften, erhöht das Firmicutes-Bacteroidetes-Verhältnis.

Wie füttere ich Bacteroidetes an? Grundsätzlich ist einseitige Ernährung nicht sinnvoll, es sollten am besten den Jahreszeiten entsprechend Gemüse, Obst und ungesättigte Fettsäuren auf dem Speiseplan stehen. Außerdem gilt, je frischer, desto mehr Inhaltsstoffe. Äpfel, Omega-3-Fettsäuren in Fisch, Leinöl oder Rapsöl, außerdem Haferflocken, Kaffee, grüner oder schwarzer Tee. Auch ein Glas Rotwein wirkt sich günstig auf unsere Freunde im Darm aus. Wer nicht histaminintolerant ist, kann Sauerkraut, Miso, Kimchi und andere fermentierte und damit probiotische Lebensmittel wählen. Dazu zählen auch Joghurt und Kefir.

EIN WEITERER WICHTIGER BAUSTEIN sind Ballaststoffe, auch eine „Lieblingsspeise" der Bacteroidetes. Ballaststoffe sind in Gemüse enthalten, besonders in Lauch und Chicorée. Ihre Bitterstoffe wirken zusätzlich unterstützend. Viele Bitterstoffe finden sich in Hülsenfrüchten oder Akazienfasern und Inulin. Inulin gilt wie alle Ballaststoffe als Präbiotikum, weil es von den Bakterien als Nahrung gebraucht wird. Inulin ist weder von unserem Magen noch vom Dickdarm zu verdauen. Dadurch gelangt es ungehindert in den Dickdarm und dient dort als Nahrungsquelle für die gesunden (physiologischen) Bakterien. Bekommen die Bakterien zu wenig davon, leiden sie Hunger und es besteht die Gefahr, dass die gesunde Darmflora von krankmachenden (pathogenen) Keimen überwuchert wird. Inulin ist beispielsweise enthalten in Pastinaken, Schwarzwurzeln, Topinambur, Zwiebeln, Lauch (Porree), Chicorée, Spargel, Artischocken, Knoblauch oder Gerste.

Kurz zusammengefasst, warum ein gesundes Gleichgewicht zwischen Bacteroidetes und Firmicutes für uns so wichtig ist:

- Sie bewahren uns durch ihre Barrierefunktion vor pathogenen Bakterien.
- Sie trainieren das Immunsystem.
- Sie erzeugen essenzielle Nährstoffe wie z. B. Tryptophan oder Vitamin K.

DIE AMINOSÄURE TRYPTOPHAN ist ein wichtiger Baustein für die Eiweißherstellung. Außerdem ist Tryptophan das Ausgangsprodukt der biochemischen Umwandlung in 5-Hydroxytryptamin. Daraus werden Botenstoffe wie Serotonin, Hormone wie Melatonin und andere multifunktionelle Stoffwechselprodukte, z. B. Kynurenine, gebaut. Über diesen Pfad biochemischer Prozesse kann sich der Darm mit dem Gehirn „unterhalten".

Forscher fanden heraus, dass die Hirnareale für Gefühlsreize bei Menschen, die mehr Firmicutes-Bakterien im Darm hatten, größer sind.[52] Daher reagieren sie bei Angst oder Stress mit langsamerer Entleerung des Magens und rascherer des Darms. Viele Menschen erzählen mir von ihrem stressbedingten Durchfall, z. B. in Prüfungssituationen.

Der Magen-Darm-, in der Fachsprache Gastro-Intestinal- oder kurz GI-Trakt, kommuniziert mit dem Gehirn auch über kurzkettige Fettsäuren. Diese werden ebenso von den Bakterien aus den Ballaststoffen gebildet, zu ihnen zählen Butter-, Essig- und Propionsäure. Alle drei Fettsäuren sind uns irgendwie vertraut. Essigsäure kennen wir aus der Küche, Propion- und Buttersäure (Butyrat) entstehen bei Fäulnisprozessen und machen sich bei Mund- und Schweißgeruch bemerkbar, was jetzt nicht sehr appetitlich klingt. Allerdings erhalten kurzkettige Fettsäuren unsere Darmbarriere.

DIE DARMBARRIERE

Stellen Sie sich unser Darmrohr in etwa so vor wie das „süße Gift" Ildefonso – also in mehreren Schichten. Die erste Schicht wird von Darmbakterien gebildet, die wie ein Teppich die Darmwand auskleiden. Sie sind das erste Bataillon gegen Feinde. Die zweite Schicht ist aus dickem Schleim, dem Mucin. Sie hat die Aufgabe, den Nahrungsbrei durchgleiten zu lassen, ohne Verletzungen an der Darmwand zu riskieren. Diese ständige rhythmische Bewegung des Darms, die Peristaltik, hat auch den Vorteil, dass schädigende Stoffe nicht lange an einem Ort bleiben, sie werden förmlich hinauskomplimentiert. Manchmal hören wir ein Knurren oder Gluckern, dann arbeitet die Peristaltik gerade besonders intensiv. Die dritte Schicht wird erst von den eigentlichen Zellen der Darmschleimhaut, den Epithelzellen, gebildet. Die Schleimschicht steht als Puffer zwischen den Darmbakterien und den Zellen der Darmwand. Chemische Zusätze wie Konservierungsstoffe, Säuerungsmittel, Emulgatoren, Geschmacksverstärker oder künstliche Süßstoffe greifen die Schleimschicht an und machen sie undicht (siehe Abb. 10).

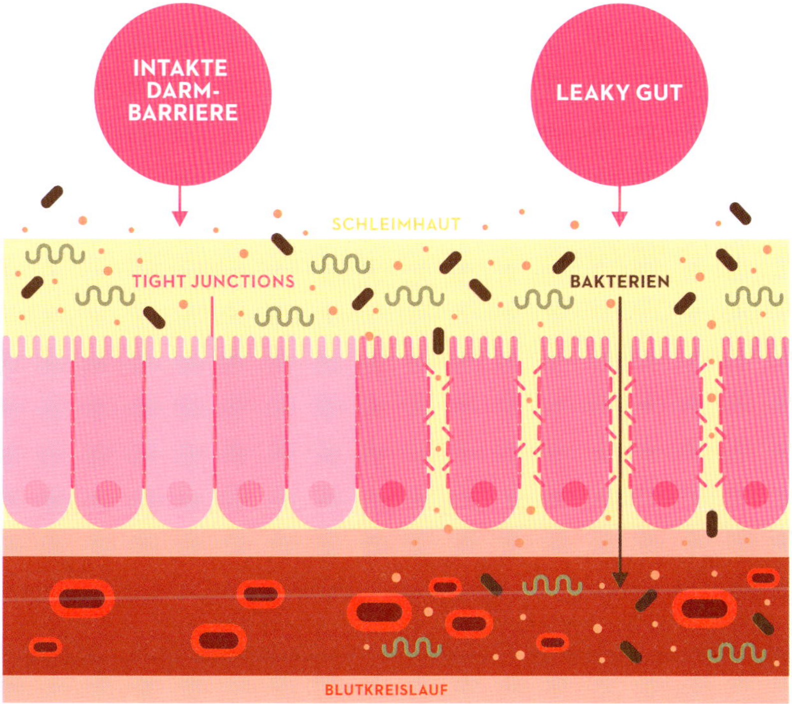

ABBILDUNG 10 Die Darmbarriere

Dagegen versuchen Faecalibacterium prausnitzii (Fp) und Enterokokken anzukämpfen. Sie stärken die Darmbarriere, schützen vor Fehlbesiedelung, wirken antientzündlich und versuchen, eine undichte Darmbarriere, das sogenannte Leaky-Gut-Syndrom, zu verhindern. Das Faecalibakterium braucht Inulin, um stark zu sein, probiotische Keime wie Bifidobakterien und Enterokokken bevorzugen hingegen Isoflavone. Diese kennen Sie vielleicht aus der pflanzlichen Behandlung des Klimakteriums. Isoflavone sind in Sojaprodukten, aber die mag nicht jeder, sowie in Bohnen, Kichererbsen, Rotwein, rotem Traubensaft und Äpfeln enthalten.

Noch ein ganz kurzer Ausflug zu Covid-19-Patienten. Eine aktuelle Studie hat sich die Darmbakterien von Patienten mit Covid-19-Erkrankung angesehen und festgestellt, dass sowohl Bifidobakterien als auch Faecalibacterium prausnitzii fast gar nicht vorhanden waren. Diese Dysbiose blieb noch lange erhalten, nachdem das Virus im Körper nicht mehr nachweisbar war.[53]

EINEN HELDEN DER SCHLEIMHAUTABWEHR möchte ich noch vorstellen: Akkermansia muciniphila. Es regeneriert die Darmschleimhaut, hilft neuen Schleim zu bilden und wirkt einem Leaky-Gut-Syndrom entgegen (siehe Abb. 10, Seite 107). Es hat aber noch eine andere vielversprechende Eigenschaft, es hilft nämlich das Gewicht zu regulieren. Dazu braucht dieses Bakterium aber selbst gute Nahrung und die bekommt es durch probiotische Keime wie Lactobacillus plantarum, Lactobacillus rhamnosus, Bifidobacterium breve, lactis und longum, Polyphenole von Trauben, Cranberries und Rotwein sowie Omega-3-Fettsäuren geliefert.

Die Zellen der Darmschleimhaut, das Darmepithel, sind miteinander verbunden, die Verbindungsstellen zwischen den Zellen nennen sich „Tight Junctions“. Diese Zellverbindungen haben die Aufgabe, Nährstoffe, Vitamine und Mineralien aus dem Nahrungsbrei ins Blut durchzulassen, ähnlich einer Tür, die gut öffnet und schließt. Schädlingen sollte der Zutritt verwehrt werden. Zu diesen Schädlingen würden auch einige unserer Darmbakterien mutieren, kämen sie ins Blut. Daher sind die Funktion der Schleimschicht und diese Tight Junctions so wichtig.

Buttersäure stärkt die Tight Junctions und verhindert damit das Eindringen der Darmflora in das Darmepithel. Sie senkt auch den pH-Wert, der dadurch saure Darminhalt schützt zusätzlich vor Krankheitserregern. Zudem hat Buttersäure antientzündliche Eigenschaften und fördert Tregs (siehe Kapitel Sieben), die wiederum vor Autoimmunprozessen schützen. Ein niedriger Buttersäurespiegel im Darm kann entzündliche Darmerkrankungen wie Morbus Crohn oder Colitis ulcerosa begünstigen. Das ist auch der Grund, warum es auf Dauer nicht gesund ist, die Magensäure und das gewollte saure Milieu zu unterbinden, z. B. durch Magensäure-Blocker oder Protonenpumpenhemmer (PPI).

Auch das „Mantra“ der basischen Ernährung sollte deshalb gut überdacht werden. Viele Schleimhäute wie die in Magen, Darm, Vagina schützen sich durch ein saures Milieu vor dem Eindringen von Bakterien, Pilzen und anderen Mikroorganismen. Leaky Gut bedeutet eine vermehrte Durchlässigkeit der Darmschleimhaut.

WAS VERURSACHT EIN LEAKY-GUT-SYNDROM?

Einige Wissenschaftler behaupten, dass die gesteigerte Durchlässigkeit der Darmwand in viele Erkrankungen verwickelt ist. Dazu zählen sie z. B. Schlafstörungen, Übergewicht, Verdauungsprobleme, Hautekzeme, Asthma oder Gelenkentzündungen (Arthritis). Während ein gesunder Darm nur Nährstoffe durch die Darmwand in den Blutstrom lässt, gelangen durch eine geschädigte Darmwand auch größere Moleküle.

Man könnte sagen, die Tight Junctions können als Türsteher den Eingang nicht richtig verschließen. Das betrifft z. B. Eiweiße (Proteine), unvollständig verdaute Fette, Stärken, Bakterien und Umweltschadstoffe wie Mikroplastik. Diese größeren Moleküle werden vom Körper als Fremdkörper, nämlich Antigene, erkannt und lösen damit eine Immunantwort aus, es kommt zu Entzündungen. Mögliche Auslöser können Studien zufolge auch folgende Faktoren sein: Schmerzmittel wie Aspirin, Ibuprofen, Antibiotika, übermäßiger Genuss von Alkohol, Infektionen durch Parasiten, Magensäureblocker, Protonenpumpenhemmer, Fast Food, Emulgatoren und auch Stress.[54]

WAS SIND DIE SYMPTOME des Leaky-Gut-Syndroms? Medizinisch wird der Leaky Gut nicht als Krankheit an sich gesehen, eher als Auslöser für verschiedene Erkrankungen, wie z. B. Hautausschläge, oft bläschenförmig, Blähungen, Durchfall, Metabolisches Syndrom, Migräne, Gelenkschmerzen, Nahrungsmittelallergien und -intoleranzen oder psychische Symptome.

Fertigsoßen, Mayonnaise, Pudding, Softeis, Margarine und vieles mehr brauchen Emulgatoren. Erst durch sie können sich Stoffe wie z. B. Öl und Wasser miteinander verbinden. Was für die Lebensmittelindustrie günstig ist, denn diese Zusatzstoffe lassen auch Backwaren wie Brot und Kekse, aber auch Schokoladen, Kuchen und Wurst frisch aussehen, stellt sich für unseren Darm als ungünstig heraus.

In Kombination mit Konservierungsmitteln, Farbstoffen, Geschmacksverstärkern, die in Fertiggerichten, dem Convenience Food, zu finden sind, greifen Emulgatoren die schützende Schleimschicht an und machen sie dünner. Damit verändert sich die Zusammensetzung der Darmflora, proentzündliche Faktoren nehmen zu, und das erhöht das Risiko für entzündliche Darmerkrankungen.[55] Nanopartikel des Farbstoffs Titandioxid, der Kaugummis, Dragees und Marshmallows ihr strahlend weißes Aussehen verleiht, kann Darmentzündungen begünstigen. Natürlich nicht, wenn man sie nur ab und zu genießt, es handelt sich hier um Langzeiteffekte.

DIE ROLLE DER MAGENSÄUREBLOCKER

Magenschmerzen, Sodbrennen (Reflux) und Gastritis sind sehr unangenehm und machen vielen Menschen das Leben schwer. Die Ursachen liegen meist in der Lebensführung, also zu viel, zu spät, zu schnell essen, zu wenig kauen, zu viel Kaffee, Alkohol, Süßes, mit einem Wort Gewohnheiten, die man selbst sehr gut verändern könnte. Ärzte verschreiben meist Protonenpumpenhemmer (PPI) oder H2-Blocker, um die Übersäuerung zu verringern. Diese Therapie sollte aber nicht zu lange eingenommen werden, maximal einen Monat, denn sonst könnten als Nebenwirkungen beispielsweise Nahrungsmittelallergien entstehen.

Der Grund dafür ist wieder die Darmbarriere. Magensäure hat nämlich zwei wichtige Aufgaben. Die eine ist, Eiweiße in kleinere Bestandteile zu zerlegen, die Aminosäuren, um sie dann durch die Darmwand in den Blutstrom zu schleusen. Die andere ist, Erreger zu zerlegen, damit sie nicht weiter in den Darm vordringen können. Werden durch die verringerte Magensäure nun die Eiweiße ungenügend zerlegt, können sie als Allergene verkannt und durch IgE-Antikörper bekämpft werden. Noch dazu kann eine langfristige PPI-Einnahme (länger als drei Monate) auch erheblich die Darmflora verändern, sogar noch stärker als Antibiotika. Es ist also sinnvoll, über Yang Sheng nachzudenken, anstatt langfristig Säureblocker zu schlucken.[55, 56]

Noch ein Satz zur Einnahme von Säureblockern in der Schwangerschaft: Studien zeigen, dass sowohl H2-Blocker als auch PPI in höherer Dosierung zu erhöhtem Risiko für Asthma bei den Kindern führen.[57]

EINE GESTÖRTE DARMBARRIERE lässt also Moleküle und Mikroben ins Blut, die dort nicht hingehören. Darauf reagiert unser Immunsystem, indem es proentzündliche Zytokine und Fresszellen zur Abwehr produziert und ins Blut entsendet. Die sich daraus entwickelnde chronische Entzündung heißt Silent Inflammation und steigert das Risiko für andere Infektionen, Probleme wie das Metabolische Syndrom, Typ-2-Diabetes, Übergewicht und eine Fehlregulation zwischen Körper und Nervensystem, den sogenannten Neurostress.

NEUROSTRESS ALS ANTWORT DES IMMUNSYSTEMS

Dies ist ein Begriff aus dem Fachgebiet der Psycho-Neuro-Endokrino-Immunologie (PNEI), der das Zusammenspiel zwischen Psyche, Nervensystem, Hormonen und dem Immunsystem bei Stress untersucht.

Auslöser für Neurostress sind beispielsweise:

- Stoffwechselstressoren wie Insulinresistenz, Metabolisches Syndrom
- Umweltschadstoffe wie Mikroplastik, Medikamente
- sensorischer Stress wie Lärmbelastung, Schlafmangel, exzessiver Handygebrauch
- psychischer Stress wie Überarbeitung, Mobbing, Schlafmangel, Konflikte aller Art
- körperlicher Stress wie Schwerarbeit, übermäßiger Sport

SIE ALLE FÜHREN in ihrem Zusammenwirken zu Neurostress, der nichts anderes aufzeigt als ein Ungleichgewicht in der Regulation von Körper und Nervensystem. Vielleicht erkennen Sie einige Symptome wieder? Müdigkeit, Leistungsabfall, Schlafstörungen, Konzentrationsmangel, innere Unruhe, Gereiztheit, depressive Verstimmungen, Kopfschmerzen, Reizdarm, Muskel- oder Gelenkschmerzen (Fibromyalgie), Chronic Fatigue Syndrome (CFS). Meist beginnen die Funktionsstörungen recht harmlos, daher werden sie auch nicht genügend wahrgenommen. In späterer Folge können sich daraus Blutdruckschwankungen, Herzrhythmusstörungen, Migräne, Ängste und Depressionen entwickeln.

Viele Menschen mit diesen Funktionsstörungen suchen Hilfe in der konventionellen Medizin. Sie befürchten, an Vitamin- oder Eisenmangel bis hin zu unentdeckten schweren Erkrankungen zu leiden. Dann kommt häufig das beruhigende Ergebnis vieler Untersuchungen von Blut, Röntgen, Ultraschall und anderen, dass keine Krankheiten gefunden wurden. Das beruhigt diese Patienten aber nur wenig, denn sie haben einen hohen Leidensdruck. Dieser führt sie zu komplementären Heilmethoden wie Homöopathie, Akupunktur, Osteopathie, um nur einige zu nennen. Sie wollen wieder in Balance kommen, wie sie es mir häufig beschreiben.

Dabei sind sie meist skeptisch gegenüber ihren negativen Befunden. Könnte nicht doch etwas ganz Schlimmes übersehen worden sein? Sollten sie nicht noch diesen oder jenen Spezialisten aufsuchen? Auch Sätze wie: „Wenn ich wenigstens eine Krankheit hätte, dann könnte ich eine Therapie dafür finden" oder: „Wenn wenigstens bei der Blutuntersuchung etwas auffällig wäre, dann wüsste ich, warum es mir so schlecht geht", höre ich nicht selten. Nur mit vielen

Gesprächen und sanfter Überzeugung sind diese Menschen bereit zu sehen, dass ihre Probleme „hausgemacht" sind und sie glücklicherweise nicht an einer schweren Krankheit leiden.

Wir sind eine seltsame Spezies. Wir neigen dazu, uns das Leben schwer zu machen, weil wir nicht auf uns achten, solange uns nicht heftige Symptome wachrütteln. Die Kunst der Lebensführung Yang Sheng in unseren Alltag einzubauen, würde uns viele gesundheitliche Probleme ersparen.

AUTOIMMUNERKRANKUNGEN – KAMPF IM EIGENEN KÖRPER

Autoimmunerkrankungen (AI) sind chronisch entzündliche Prozesse, die sich gegen körpereigene Gewebe und Organe richten. Während ein intaktes Immunsystem potenziell gefährliche Fremdlinge, sogenannte Antigene, erkennt und gegen sie vorgeht, lässt es das eigene Gewebe unbehelligt. Diese immunologische Toleranz gegenüber Selbstantigenen beginnt schon im Mutterleib. Dabei spielen B- und T-Lymphozyten eine entscheidende Rolle. Eine häufig vorkommende Autoimmunerkrankung betrifft die Schilddrüse und heißt Hashimoto-Thyreoiditis. Dabei startet der Körper, genauer gesagt die B-Lymphozyten, aus noch unbekannter Ursache die Produktion von Antikörpern gegen das Schilddrüsengewebe. Zytotoxische T-Zellen (CTL) zerstören Gewebe, was zu einer Entzündung führt. Man kann also sagen, dass Autoimmunreaktionen ein normaler Vorgang des Immunsystems sind, über den allerdings die Kontrolle verloren gegangen ist. Gründe dafür gibt es viele, warum aber genau eine solche Erkrankung ausbricht, ist nicht restlos geklärt.

Als Ursachen für Autoimmunerkrankungen gelten:

- genetische Faktoren
- Neurostress, aber auch epigenetische Faktoren aktivieren über die Achse Nervensystem-Hypophyse-Nebenniere (HPA-Achse) proentzündliche Zytokine wie TH1, TH17, IL-22, TNF-α, dies ist z. B. bei der rheumatoiden Arthritis der Fall.
- gestörte Darmbarriere
- Kreuzreaktivität: Einige Viren und Bakterien haben im Laufe der Evolution gelernt, Teile ihrer Proteine an die ihres Wirtes anzupassen. So sind sie in der Lage, unter dem Radar der Immunzellen durchzuschlüpfen. Man nennt das „molekulare Mimikry". Das Immunsystem greift dann stattdessen körpereigene Zellen an. Herpes-simplex- und Epstein-Barr-Viren werden z. B. mit Multipler Sklerose oder das

Bakterium Campylobacter jejuni mit dem Guillain-Barré-Syndrom in Verbindung gebracht.
- Östrogen: Wir haben es der Evolution zu verdanken. Frauen haben prinzipiell ein reaktionsfreudigeres Immunsystem, muss es doch den Nachwuchs schützen. Dafür sorgt das Hormon Östrogen, das die Immunzellen stimuliert. Niedrige Östrogendosen fördern eine TH1-Antwort, hohe Dosen eine TH2-Antwort. In der Schwangerschaft schützt die TH2-Antwort vor dem Verlust des Fötus durch einen Abortus. Es erhöht auch die Produktion von regulatorischen T-Zellen, den Tregs. Nachteil davon ist, dass dadurch auch aggressiver auf körpereigene Antigene losgegangen wird. Das männliche Hormon Testosteron hat den gegenteiligen Effekt.[59, 60]
- Vitamin D: stimuliert Tregs, sie haben die Aufgabe, Entzündungsreaktionen in Schach zu halten. Vitamin-D-Mangel spielt außerdem eine Rolle bei der Entwicklung der Hashimoto-Tyreoiditis, einer autoimmunen Schilddrüsenentzündung.
- Zu geringe Mengen an Zink und Vitamin B12 sollen ebenfalls die Entwicklung von Autoimmunerkrankungen begünstigen.

UNGEBREMSTE IMMUNREAKTION AUF SARS-COV-2

Eine lebensgefährliche Entgleisung des Immunsystems nennt sich Zytokinsturm. Dabei kommt es in einer selbstverstärkenden Rückkopplung zu ungebremster Produktion proentzündlicher Zytokine wie z. B. IL-1, IL-6 und TNF-α, die dann über diese Entzündung zu Gewebe- und Organzerstörung führen können.

Die Bilder von Intensivstationen, die wir anlässlich der Covid-Pandemie im TV gesehen haben, zeigen die Folgen dieses Problems, das sich Acute Respiratory Distress Syndrome (ARDS) nennt. Eine Studie hat versucht, an 513 Covid-19-Patienten Kriterien zu finden, wie es zu diesem fulminanten und lebensbedrohlichen Ereignis kommen kann. Was herausgefunden wurde, ist interessant, weist es doch darauf hin, dass eine systemische, also den gesamten Organismus betreffende, Entzündung diesen Prozess begünstigt. Dabei spielen erhöhte IL-6-Werte, erhöhtes CRP (C-reaktives Protein) und andere Hinweise auf Entzündung hinein. Ebenso scheint das angeborene Immunsystems daran beteiligt zu sein.[61]

EINE GUTE NACHRICHT: Nach derzeitiger wissenschaftlicher Datenlage scheinen Menschen mit Autoimmunerkrankungen und einer dementsprechenden Therapie mit Immunsuppressiva nicht stärker gefährdet zu sein, an dem

Virus zu erkranken, als die übrige Bevölkerung. Scheinbar bremst die Immuntherapie auch den Zytokinsturm.

WARUM TRIFFT COVID-19 MÄNNER STÄRKER? Männer sind anfälliger für Infektionen, z. B. Tuberkulose oder Hepatitis A und C, als Frauen, dies ist schon länger bekannt. Weltweit treten zirka 60 Prozent der Todesfälle durch SARS-CoV-2 bei Männern auf. Eine Studie konnte zeigen, dass Männer eine stärkere angeborene Immunantwort besonders durch Zytokine wie IL-8 und IL-18 sowie durch Monozyten auf das Virus zeigen. Diese stellen sich als erste Barriere gegen das Virus, sind aber nicht sehr spezifisch in ihrem Kampf. Außerdem besteht die Gefahr, dass durch eine zu starke Aktivierung ein Zytokinsturm ausgelöst werden kann.

Frauen hingegen reagieren viel stärker mit einer zielgerichteten T-Zell-Antwort durch CD8-T-Zellen. Dadurch können vom Virus infizierte Zellen abgetötet und die Vermehrung des Virus gestoppt werden.[62]

VORBEUGUNG GEGEN COVID-19

Sternanis: Die Gewürz- und Heilpflanze enthält Shikimisäure mit antiviraler Wirkung, indem sie die Infektionskette unterbricht. Für das Medikament Tamiflu wurde Shikimisäure durch einen bestimmten Kolibakterienstamm von Escherichia coli gezüchtet.

Manukahonig: enthält Methylglyoxal, das eine antimikrobielle Wirkung hat.[62]

Spermidin: wird in unserem Körper von Bakterien des Darms gebildet oder mit der Nahrung aufgenommen, etwa über Weizenkeime, Hartkäse, Brokkoli oder fermentierte Sojaprodukte (Natto). Die Spermidinkonzentration nimmt im Alter ab, vermutlich hängt das mit nachlassenden Zellfunktionen wie der Autophagie zusammen. Eine Studie der Berliner Charité hat gezeigt, dass das Coronavirus offenbar die körpereigene Produktion von Spermidin verhindert.[63]

Vitamin D: steuert eine Reihe von Funktionen in Zusammenhang mit dem Immunsystem. Makrele, Lachsforelle, Regenbogenforelle, Aal, Hering, Lachs, Pilze enthalten Vitamin D.

Selen: Selen ist Bestandteil antioxidativer Enzyme und schützt die Immunzellen vor oxidativem Stress. Enthalten in Eidotter, Sesamöl und Sesamsamen, Erdnüssen, Fisch.

Zink: wirkt im Immunsystem auf die T-Zellen. Es ist wesentlicher Bestandteil von antioxidativen Enzymen. Hafer, Kürbiskerne, Linsen, Sesamöl und Sesamsamen sind reich an Zink.

DER MENSCH IN DER METALL-PHASE

Buddhafiguren werden meist mit einer Handhaltung dargestellt, die Daumen und Zeigefinger in einem Ringschluss halten. Dies ist nicht zufällig, denn so schließen sich die Meridiane von Lunge und Dickdarm zusammen. Beide bilden mit ihren dahinterstehenden Organen und ihrer Verbindung zum Erde-Element die Kraftquellen unseres Lebens, Atmung und Ernährung werden in der chinesischen Lehre „nachgeburtliches Qi" genannt. Beide Organe verbindet die Aufgabe, Brauchbares von Unbrauchbarem zu trennen. Dabei arbeiten sie autonom, rhythmisch, unermüdlich, um uns mit Sauerstoff und lebenswichtigen Nährstoffen zu versorgen.

Die Lunge regiert die Atemwege. Damit dominiert sie von den Schleimhäuten der Nase über die Nebenhöhlen bis zu den Bronchien den gesamten Respirationstrakt. Ist ihr Qi stark, können alle Einflüsse von außen wie Wind, Kälte sowie Erreger wie Viren abgewehrt werden.

Die Nase hat unmittelbaren Kontakt zu äußeren Einflüssen. Wie wir derzeit von der Covid-19-Infektion wissen, tritt das Virus von Tröpfchen übertragen in die Nase bzw. den Rachen ein. Anfälligkeit für Infekte weist somit auf schwache Energie (Qi) der Lunge hin. Lunge und Dickdarm garantieren für unsere Immunstärke, sie bekämpfen einem Schwert gleich die Angriffe von außen. Der chinesische Begriff für die Abwehrkraft ist Wei Qi 卫气.

Nach außen zeigt sich die Lunge mit ihrem Yang-Partner Dickdarm an der Haut. Sie weist als äußere Projektionsfläche auf Probleme der Verdauung hin. Besonders das Gesicht ist der Spiegel unserer Verdauung. Die Zonen der Augenlider, rund um Mund und Nasenflügel und an der Stirn geben Hinweise auf Störungen des Magens, des Dickdarms, Dünndarms und der Lunge.

Die Haut außen und die Schleimhäute innen bilden Grenzen zwischen uns und der Umwelt. Menschen mit Störungen in der Metall-Phase haben häufig Probleme sich abzugrenzen oder setzen umgekehrt sehr klare Grenzen. Ich höre immer wieder Äußerungen wie: „Ich bin zu dünnhäutig" oder: „Ich sollte mir eine dickere Haut wachsen lassen".

IST DAS QI DER LUNGE INTAKT, kann es die Poren der Haut öffnen und schließen, so wie die Zugbrücke auf der Burg. Kein Feind soll eindringen können, ebenso reguliert der Dickdarm seine Poren, die Tight Junctions. Eine schwache Lunge wie etwa nach einem fieberhaften Infekt kann die Poren nachts nicht schließen, Nachtschweiß entsteht. Wer zufällig von Thomas Mann *Der Zauberberg* gelesen hat, kann sich vielleicht an die Passagen erinnern, in denen er die Schweißattacken der Tuberkulosekranken beschreibt.

Anders als das flexible Holz-Element gibt das Metall uns Menschen durch seine Härte Struktur, einen Blick für Wert und Qualität. Das kann auch dazu führen, dass wir uns mit zu viel Härte strukturieren, unflexibel werden, zu sehr abgrenzen.

Auf der körperlichen Ebene betrachtet, umgibt die Lunge mit ihren beiden Lungenflügeln das Herz, beschützt den Herrscher mit ihrer metallischen Kraft. Umgeben sind sie beide, wie die Vögel in einem Käfig, vom Brustkorb mit seinen Rippen. Die Rippen sind mit Muskeln verbunden, die das rhythmische Atmen, also das Ausbreiten und Zusammenziehen gewährleisten. Nur wenige Menschen atmen so, dass sie ihren Brustkorb bewegen, sie atmen flach, sperren ihre Lunge ein und damit sich selbst und ihre Eigenschaft zur Resonanz. Gleichzeitig schwächen sie damit ihr Lungen-Qi, was wiederum Infekte begünstigt. Der Begriff des Immunsystems wird mit dem Abwehr-Qi, dem Wei Qi, gleichgesetzt. Das Metall-Element mit einem starken Lungen-Qi schützt uns wie die Ritterrüstung beim Turnierkampf.

Darum werden die Meditations- bzw. Atemübungen des Qigong 气功 in der Chinesischen Medizin sowohl zur Prävention, dem Yang Sheng, als auch als Therapieform praktiziert. Es soll dabei das regelmäßige Austauschen der gesunden gegen die verbrauchte Atemluft bewusst auch als Bild wahrgenommen werden, nicht an unnötigen materiellen und immateriellen Gütern zu haften. Anhäufen von Wertgegenständen, sich nicht von Beziehungen trennen können oder von unserem Stuhl bei Verstopfung sind Zeichen des blockierten Metalls. Blockaden sind Folge von gestautem Qi und dieses wiederum führt zu angesammeltem Müll. Wenn die Entsorgung von Unbrauchbarem nicht funktioniert, kann dies zu Erkrankungen bis hin zu Tumoren führen. Da kreuzen sich die Wege von Autophagie und Qi-Blockaden.[67]

DIE SCHLEIMHÄUTE MÖGEN KEINE TROCKENHEIT. Die Lunge reagiert mit trockenem Reizhusten, der Darm mit Verstopfung. Gerade ältere Menschen vergessen oft zu trinken und leiden durch Trockenheit an diesen Verdauungsproblemen.

So wie der Herbst als Jahreszeit uns den Verlust der Wärme, der Blätter, des Lichtes vor Augen führt, ist auch der Herbst des Lebens vom Verlust begleitet. Wir trauern unserer Jugend nach, möglicherweise haben wir schon unsere Haare, die Spannkraft der Muskulatur, einen geliebten Menschen verloren? Trauer schwächt nicht nur die Lunge aus Sicht der Chinesischen Medizin, auch die westliche Medizin sieht einen Zusammenhang zwischen Depression und Immunsystem. Es werden z. B. häufigere Infekte und schlechtere Wundheilung beobachtet.

Die Aufgabe für uns Menschen in der Metall-Phase ist es, die Härte und Struktur des Metalls nicht zu übertreiben, denn sonst verhärten wir. Metall kann durch Feuer geschmolzen werden, dann wird es weich. Das Feuer des Herzens ist die Lebensfreude. Daher heißt es im *Buch des Gelben Kaisers*: „Freude kann Trauer überwinden." Vergessen wir im Älterwerden unsere weiche Seite nicht. Denken Sie an das Bild des Buddha, er hat immer ein geheimnisvolles Lächeln um den Mund, die jene „heitere Gelassenheit" symbolisiert, die uns auf dem Weg in den letzten Lebensabschnitt begleiten sollte.

YANG SHENG 杨生 FÜR METALL-MENSCHEN

Viele meiner Patienten leiden unter dem ständigen „Vampirismus", dem sie ausgesetzt sind, sei es als Mutter oder Vater, beim Pflegen ihrer Eltern, im Beruf, besonders in Sozialberufen, alle zehren an ihren/seinen Kräften. Lernen Sie, konstruktiv für sich Grenzen zu setzen und einmal ohne schlechtes Gewissen Nein zu sagen.

Machen Sie Ihrer Trauer Luft, seufzen Sie tief oder weinen Sie, damit werden Sie Ihre angestauten Emotionen los, sonst stören diese Ihre zugehörigen Organe soweit, dass es zu manifesten Erkrankungen führt. Lungenerkrankungen werden in der Psychosomatik als unterdrückte Hilfeschreie gesehen. Hören Sie nicht auf Ratschläge wie: „Man soll hart oder tapfer sein". Ziehen Sie nicht bei jeder Gelegenheit das Schwert, aber ziehen Sie sich auch nicht sofort zurück, wenn Ihnen etwas nicht passt. Nutzen Sie Ihre Fähigkeit zu Beziehungen, zu Resonanz, das kann helfen, nicht in Ihrem Kummer zu verharren.

Schlafstörungen: Im Morgengrauen meist gegen vier Uhr erwachen wir, vielfach mit Nachtschweiß. Dieses Zeichen einer schwachen Lunge tritt bei fieberhaften Infekten auf sowie bei psychischer Belastung, aber auch nach üppigen Mahlzeiten am Abend und nach Alkohol. Der Morgen beginnt mit dem ersten Hahnenschrei, die Lunge erhält ihr maximales Qi. Als ich noch als Turnusärztin auf der Lungenabteilung tätig war, ist diese Zeit oft die stressigste des Nachtdienstes gewesen, viele akute Asthmaanfälle traten zu diesem Zeitpunkt auf, die kranke Lunge „schreit".

Die Organuhr der Chinesischen Medizin beschreibt die maximale Kraft des Metall-Elements:

Maximalzeit Lunge: 3 bis 5 Uhr, Minimalzeit: 15 bis 17 Uhr
Maximalzeit Dickdarm: 5 bis 7 Uhr, Minimalzeit: 17 bis 19 Uhr

IST ES IHNEN SCHON EINMAL passiert, dass Sie beim Sushiessen zu viel Wasabi abbekommen haben oder bei der „Brettljause" zu viel Kren (Meerrettich)?

Dann schießen Tränen in die Augen, die Nase beginnt zu rinnen, Hitze steigt zu Kopf, Schweißperlen treten auf die Stirn, der Hals brennt, man japst nach Luft und greift nach kaltem Wasser, um das „Feuer" im Hals zu löschen. So wird die Qi-Dynamik des scharfen Geschmacks beschrieben, er verteilt und zerstreut Kälte und besonders Feuchtigkeit. Aus den Feuchtigkeitsansammlungen – „die Seidenraupen" unter den Augen – wird durch die scharfe Dynamik ein Sprühregen, der das Gewebe befeuchtet und die Ödeme verteilt. Das ist auch der Grund, warum bei Sushi Wasabi und Ingwer dem kalten Fisch beigegeben sind, damit sich eben möglichst keine Kälte und Feuchtigkeit in uns ansammeln kann. Darum ist es sinnvoll, wenn Sie schon meinen, kalten Salat im Winter essen zu sollen, etwas scharfe, wärmende Gewürze dazuzugeben. Das wirkt als wärmender Ausgleich.

Pfeffer, Kresse, Schnittlauch, Frühlingszwiebel, Basilikum: Von einer Patientin habe ich gelernt, dass in ihrem Heimatland, dem Iran, bereits den Schulkindern auf das Butterbrot Za'Atar gestreut wird, eine köstliche orientalische Gewürzmischung aus geröstetem Thymian, Salz, geröstetem Sesamsamen und Sumach. Diese Mischung ist ein fantastisches Beispiel für das Orchestrieren der Geschmäcker und der dahinterstehenden Qi-Dynamik. Warme Gewürze können neben dem gewünschten Effekt auch zu Trockenheit führen. Deshalb wird mit Sumach, einer säuerlich-herben Pflanze, das Austrocknen verhindert, ihr zartbitterer Geschmack leitet Hitze aus. Deshalb ist auch Bitterschokolade so wohltuend gegen Stress.

DIE WEISSE FARBE symbolisiert das Silbrigglänzende des Metalls. In vielen Ländern Asiens ist Weiß die Farbe der Trauer. Weiße Gesichtsfarbe zeigt oftmals Kälte und Energieleere (Qi-Mangel) an. Weiße Nahrungsmittel stärken das Metall-Element in unserem Körper.

An erster Stelle steht der Reis, er ist süßlich, womit er unsere Mitte mit Magen und Milz harmonisiert, seine sanfte Feuchtigkeit unterstützt die Lunge. Zwiebel und besonders Lauch (Porree) mit seinem leicht scharfen, aber auch süßlichen Geschmack als Suppe gegessen, hilft bei fieberhaften Infekten, zerstreut Wind-Kälte-Feuchtigkeit, lindert Gelenkschmerzen, die aufgrund dieser Einflüsse auftreten, so sieht es die chinesische Arzneilehre. Karfiol (Blumenkohl), Frühlingszwiebel, Kohlrabi, Rettich, um nur einige zu nennen, unterstützen das Metall. Nüsse befeuchten trockene Schleimhäute sowohl der Lunge als auch des Dickdarms, allen voran Pinienkerne.

Noch einmal erlaube ich mir, kurz in die antike chinesische Tradition abzuschweifen. Die Lunge ist der Sitz der Körperseele Po, sie wird 白鬼 geschrieben.

Das erste Zeichen bedeutet „weiß“, das zweite „Dämon“. Westlich gesprochen können wir sagen, die Lunge ist der Sitz des „inneren Schweinehunds“. Eine schwache Lunge wird seiner nicht mehr Herr, er beginnt SIE zu beherrschen. Das kann zu Suchtverhalten führen.

Der letzte Akupunkturpunkt des Dickdarmmeridians endet an der Nase, genauer an der Falte der Nasenflügel. Sein Name lautet Ying Xiang, es bedeutet so viel wie „Wohlgeruch willkommen heißen“. Reiben Sie in der kalten Jahreszeit immer wieder mit beiden Zeigefingern diese Zone, das wehrt Schnupfen ab. Als Atemmeditation empfehle ich wie schon in den vorhergehenden Kapiteln Liu Zi Jue.

LIU ZI JUE 六字 訣 – DIE SECHS HEILENDEN LAUTE (4. JAHRHUNDERT)

Der Ton, der die Lunge zum Schwingen bringt, ist Si, das I wird unbetont ausgesprochen: sī. Nehmen Sie eine Sitzposition ein, wobei Sie den Rücken durchgestreckt lassen, legen Sie Ihre Arme locker auf die Oberschenkel und führen Sie wie Buddha Daumen und Zeigefinger zu einem Ring zusammen. Ruhig durch die Nase einatmen, beim Ausatmen leise sī, sī, sī, so lange, bis Sie fertig ausgeatmet haben. Die Übung acht Mal wiederholen. Sie sollten eine sanfte Schwingung seitlich der Rippen spüren, dort wo die Oberarme am Körper anliegen.

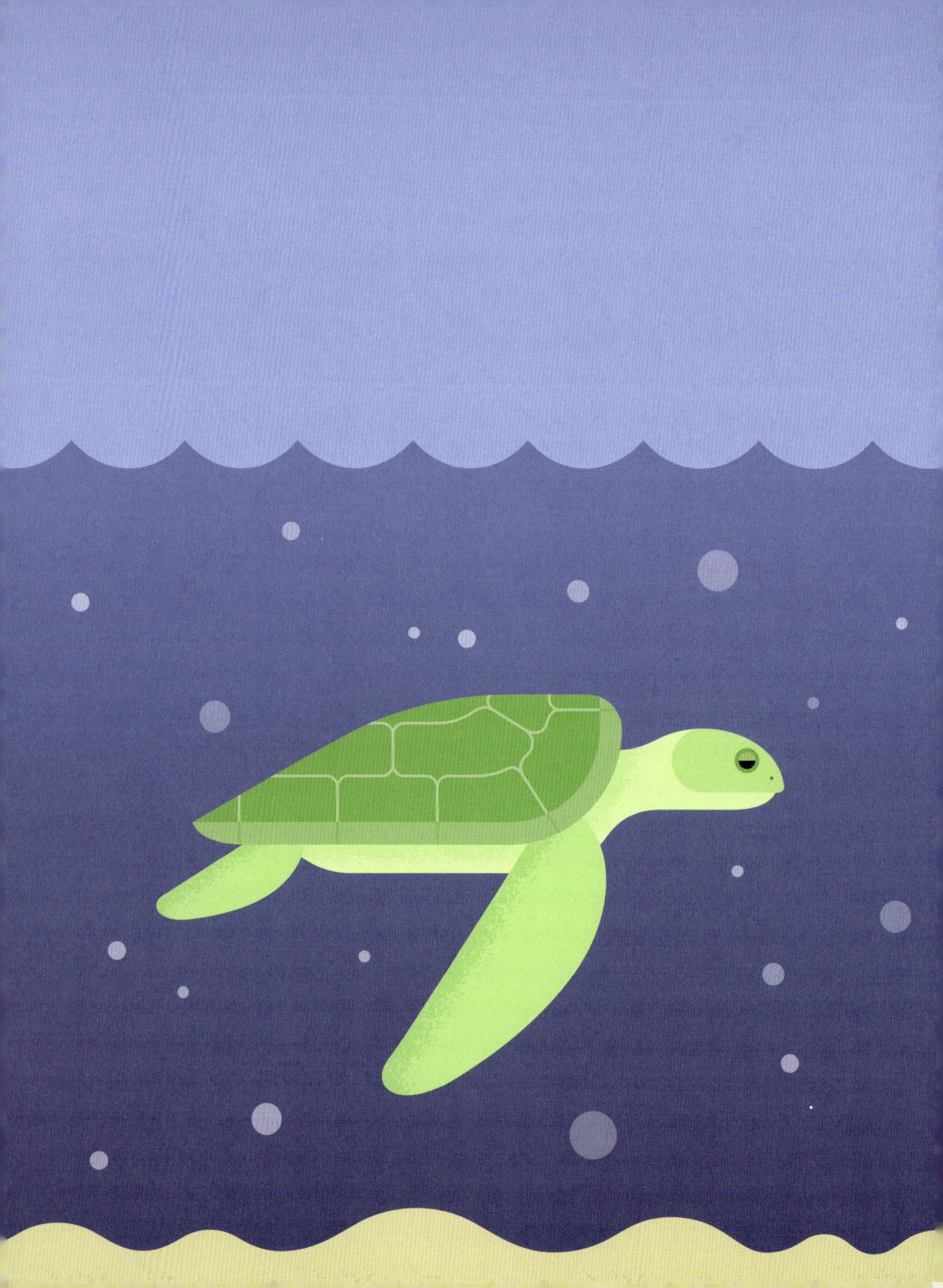

KAPITEL SECHS

DAS ALTER – DER WINTER DES LEBENS IM ZEICHEN DES WASSER-ELEMENTS

„Bei der Geburt ist der Mensch biegsam und geschmeidig, im Tod steif und hart.
Alle Dinge, Gras, Bäume sind biegsam und geschmeidig, wenn sie leben,
dürr und vertrocknet, wenn sie sterben.
Also sind Steifheit und Härte Begleiter des Todes, das Weiche und Biegsame Begleiter des Lebens."

LAOTSE, *DAO DE JING*

WANDLUNG IST LEBEN, so schreibt Laotse in seinem Buch *Dao de jing*. Wie also bleiben wir biegsam?

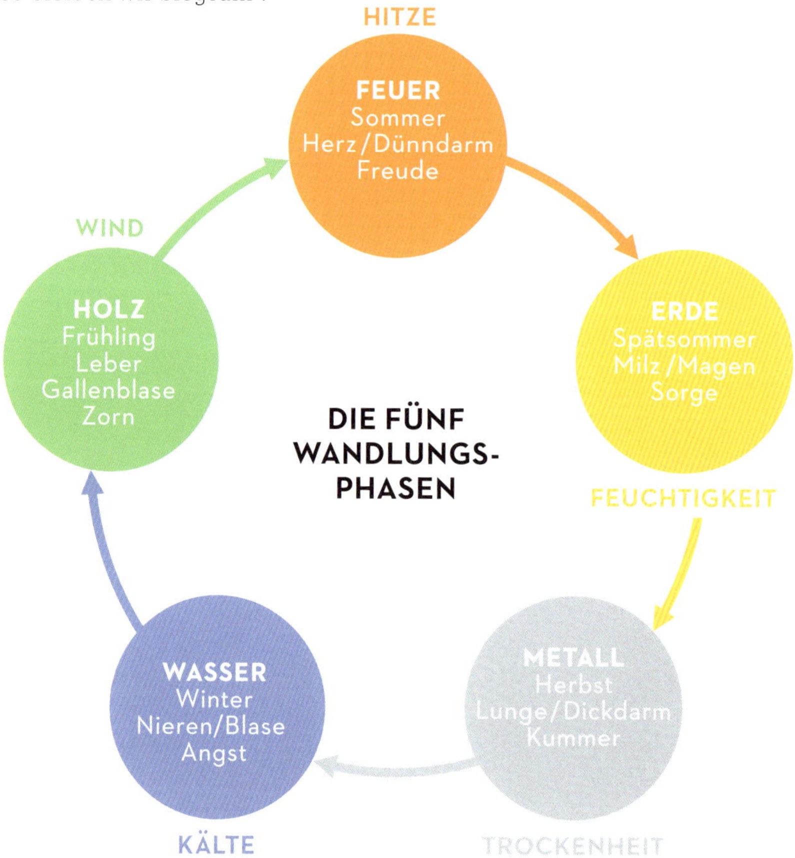

ABBILDUNG 11 Die fünf Wandlungsphasen

DAS IMMUNSYSTEM IM ALTER

Wir sind eine relativ langlebige Spezies. Lag die durchschnittliche Lebenserwartung im 19. Jahrhundert bei 46 Jahren, so erreichen wir heute ein Alter von über 80 Jahren.

In unserer Evolution haben wir Mechanismen des angeborenen Immunsystems sowie ein Immungedächtnis (Memory-Funktion) entwickelt, um wiederkehrende Infektionen zu überleben. Abgesehen vom Kampf gegen Viren, Bakterien, Pilze und Parasiten, übernimmt unser Immunsystem auch noch andere Aufgaben wie Wundheilung, Gewebereparaturen, alte Zellen abzutransportieren, Krebszellen zu eliminieren und ein gesundes Darmmikrobiom aufzubauen. All diese Immunmechanismen wandeln sich während unserer Entwicklung vom Fötus zum Kind, sie erweitern ihre Kompetenz auf dem Weg zum Erwachsenwerden, in der Schwangerschaft und schwächen sich im Alter ab. So sinkt z. B. die Anzahl der immunkompetenten Zellen (Lymphopenie) unter anderem auch deshalb, weil der Thymus sich zurückbildet und weniger T-Zellen produziert. Diese können daher auf neue Antigene, die etwa durch Impfungen in den Körper eingebracht werden, nur mehr mit abgeschwächter Memory-Funktion reagieren. B-Lymphozyten werden zwar nicht weniger, verändern aber ihre Reifung. Somit sind sie einer akuten bzw. chronischen Infektion weniger gewachsen (Näheres über B-Zellen im Kapitel Sieben).

DAS ANGEBORENE IMMUNSYSTEM wird ebenfalls schwächer. Das bedeutet unter anderem, dass wir allgemein ein höheres Risiko haben, an bakteriellen und viralen Infektionen zu erkranken. Auch können sich latent vorhandene Viren, wie z. B. Herpes zoster, reaktivieren.

Der unauffällige Abtransport alter, verbrauchter Zellen durch Fresszellen, wie Makrophagen, ist vermindert, deshalb treten Entzündungen häufiger auf. Besonders problematisch dabei sind unsere bereits bekannten proentzündlichen Zytokine wie IL-1β, IL-6, IL-18 und TNF-α, die wiederum dazu beitragen, andere Risikofaktoren wie Herz-Kreislauf-Erkrankungen, Diabetes, Demenz bis hin zu Krebs zu verstärken.

Der Rückgang der Immunleistung setzt das Gleichgewicht zwischen Darmmikroben und uns Gastgebern aufs Spiel. Der Anstieg entzündungsverstärkender und der Rückgang der entzündungshemmenden Darmbakterien begünstigt das Entzündungsgeschehen zusätzlich. Gleichzeitig schafft es das alternde Immunsystem nur bedingt, Auto-Antigene, also körpereigene Antigene, in Schach zu halten, was zu Autoimmunerkrankungen führen kann.

Das junge und das alte Immunsystem sind einander sehr ähnlich. Beide sind mit ihren reduzierten Möglichkeiten, auf Mikroben zu reagieren, besonders infektionsanfällig. Es schließt sich der Kreis.

ZELLALTERUNG KANN VERHINDERT WERDEN

Wenn unsere Zellen altern, dann sind auch wir davon betroffen. Sie teilen sich nicht mehr so häufig und unterstützen damit das sie umgebende Gewebe nicht mehr ausreichend. Außerdem geben sie eine Reihe von chemischen Signalen ab, welche auch die Zellen in ihrer Umgebung förmlich zum Altwerden verleiten. Ihre Anwesenheit bringt mehrere Probleme mit sich, so z. B. die verminderte Funktion des Gewebes, das können wir an der faltigen Haut und dem schlaffen Bindegewebe äußerlich sehr gut erkennen. Innerlich passiert als Reaktion auf diese greisen Zellen das, was wir chronische Entzündungen nennen. Dieser Vorgang wird heute als ein wesentliches Risiko für das Auftreten von entarteten Zellen gesehen. So kann sich Krebs entwickeln.

Krebs ist in Industrieländern ab dem 70. Lebensjahr nach Herz-Kreislauf-Erkrankungen die zweithäufigste Todesursache. 2019 starben in Österreich laut *Statistik Austria* 83.386 Menschen, die häufigsten Ursachen waren Erkrankungen des Herz-Kreislauf-Systems (38,6 Prozent), gefolgt von Krebs (24,6 Prozent).

ALTE ZELLEN UNTERWERFEN SICH normalerweise freiwillig einem „Suizid", der als Apoptose bezeichnet wird. Außerdem werden sie von unseren Immunzellen entfernt. Ist das Immunsystem schwach, entgleitet dieser Prozess. Immer mehr alte Zellen entwischen dieser natürlichen Beseitigungsstrategie. Könnte nur ein Drittel der entarteten Zellen aus dem System entfernt werden, wäre das Krebsrisiko vermindert, der Alterungsprozess deutlich verlangsamt. Kein Wunder also, dass sich viele Wissenschaftler für die Frage, wie man das Altern von Zellen bremsen kann, interessieren und daran forschen.

Auch mir fällt es nicht immer leicht, bei dem Überangebot an Anti-Aging-Schönheits-Schlankheits-Glücksspillen zu erkennen, ob es sich bei den Verheißungen um seriöse Produkte oder um kluge Verkaufsstrategien handelt, bin ich doch gerade beim Thema Altern sehr verführbar, an Wunder zu glauben. Allerdings gibt es heute einige Erkenntnisse darüber, wie Zellalterung gebremst werden kann.

mTOR BLOCKIEREN VERLÄNGERT LEBEN

mTOR ist ein Protein, das als Enzym wirkt. Wird mTOR aktiv, beginnen Zellen zu wachsen, ihr Energiehaushalt wird hochgefahren. Während wir im Westen grundsätzlich die Vorstellung haben, dass Wachstum immer etwas Gutes bringt, ist dies bei Zellen, die möglicherweise entarten können, eben nicht der Fall. Derzeit gibt es aus der Forschung Hinweise, dass eine verstärkte Aktivität von mTOR mit einer Reihe von Erkrankungen einhergeht, wie z. B. Fettleibigkeit, Parkinson, Alzheimer, Blutzucker (Diabetes mellitus Typ 2), Depressionen, Autismus. mTOR kommt bei Menschen und Säugetieren vor. Warum hat es diesen seltsamen Namen? mTOR bedeutet „mechanistic target of rapamycin", also ein Ziel für Rapamycin, ein Immunsupressivum (vermindert die Wirkung des Immunsystems), das die Aktivität von mTOR behindert. Rapamycin ist ein hochwirksames Gift, das erstmals bei Bakterienstämmen auf der Osterinsel Rapa Nui gefunden wurde. Es wird gegen Abstoßung von Transplantaten sowie in der Krebstherapie eingesetzt. Anhand seiner Wirkung wurden Forscher darauf aufmerksam, dass eine Blockade des Proteins mTOR die zelluläre Müllabfuhr verbessert. Es verhindert damit nicht nur die oben besprochenen Erkrankungen, sondern verlängert die Lebenserwartung, verjüngt Gewebe und Immunzellen.

Natürliche mTOR-Blocker:

- Kalorien einschränken, z. B. durch Intervallfasten
- Bewegung
- wenig Zucker
- mäßiger Alkoholkonsum
- gesunde Ernährung wie zum Beispiel:
  Olivenöl, wenn es kalt gepresst ist
  Curcumin als Bestandteil des Gewürzes Kurkuma
  Resveratrol ist in den Schalen der roten Trauben enthalten
  sowie in anderen roten Beeren, Zwetschgen, Erdnüssen
  und in Maulbeeren
  Quercetin kommt in Zwiebeln, Brokkoli, Äpfeln,
  grünen Bohnen, Kapern, Schnittlauch, Beeren, Liebstöckel,
  Sanddorn, Preiselbeeren vor
  Capsaicin ist ein Bestandteil von Chili
  Apigenin in Petersilie, Sellerie, Kumquat, Kamille
  Epigallocatechingallat (EGCG) in grünem oder schwarzem Tee,
  Johannisbeeren, Kakaobohnen

NOCH EINMAL KURZ zum verführerischen Gift, dem Zucker. Das Medikament Metformin, das gegen erhöhten Blutzucker eingesetzt wird, zeigt auch Anti-

Aging- und Anti-Tumor-Potenzial. Ich habe die Pflanze, aus der Metformin hergestellt wird, durch meinen homöopathischen Lehrer Prof. (h.c.) Dr. Mathias Dorcsi bereits in den 1980er-Jahren kennengelernt. Seit ich um die mTOR-Wirkung weiß, nehme ich sie in homöopathischer Form. Sie heißt Galega officinalis oder Geißraute.

Es gibt also doch Möglichkeiten, von außen Einfluss auf den altersbedingten Abbau der Zellen zu nehmen. Ein weiterer Mitspieler für Zellverjüngung scheint sich in unserem Darm wohlzufühlen. Es ist das Bakterium Christensenella. Auffallend viele Darmbakterien der Gattung Christensenella wurden bei Untersuchungen von Hundertjährigen (99 bis 104 Jahre) und Super-Hundertjährigen (105 bis 109 Jahre) im Vergleich zu jungen Menschen gefunden. Diese Bakterien werden vererbt und sind immer nur dann im Darm zu finden, wenn gesunde Ernährung, kein Übergewicht und insgesamt eine gute körperliche Gesundheit besteht. Christensenella mag mediterrane Küche, Präbiotika mit hohem Inulingehalt sowie Mehrfachzucker, wie sie in Hülsenfrüchten vorkommen. Natürlich gibt es sie auch schon in Kapseln zu kaufen, über die Qualität dieser Produkte kann ich keine Auskunft geben, da ich keine Untersuchungen dazu kenne.

ZINK IST EIN ESSENZIELLES SPURENELEMENT, das entscheidend auf die Entwicklung und die Aufrechterhaltung der Immunfunktion einwirkt. Es wird heute sowohl präventiv gegen Erkältungen als auch therapeutisch gegen Virusinfektionen wie z. B. Herpes simplex (Fieberblasen) empfohlen.[68]

VITAMIN D REGULIERT unter anderem das Immunsystem und spielt bei Entzündungsprozessen die Rolle eines Mediators. Im Falle einer Infektion sorgt Vitamin D dafür, dass die beiden Systeme von pro- und antientzündlichen Faktoren nicht aus dem Ruder laufen. Deshalb wurde es jetzt auch im Zusammenhang mit Covid-19 positiv erwähnt.[69]

Lebensmittel mit Vitamin-D-Gehalt sind fette Fische wie Lachs und Makrele, aber auch Eier (Eigelb), Butter oder Zuchtpilze, die mit UVB-Licht bestrahlt werden, wie Champignons oder Shiitake.

Oft wird mir die Frage nach Nahrungsergänzungsmitteln gestellt. Sind sie nun zu empfehlen, ist ihre Einnahme sinnvoll? Grundsätzlich bekommt unser Körper bei ausgewogener Ernährung alles, was er braucht. Was dabei noch viel wichtiger ist: Vitamine oder Spurenelemente werden für unseren Darm erkennbar angeboten. Dies ist bei Kapseln, Dragees und Tabletten fraglich. Gerade Vitamine kommen in der Natur oft in unterschiedlichen chemischen Verbindungen vor, bei Nahrungsergänzungen meist nur in einer einzigen. Ich empfehle daher, wenn möglich, die natürliche Variante.

FÜR ALLE, DIE SICH VOR EIERN FÜRCHTEN: Aufgrund ihres relativ hohen Cholesteringehalts waren sie lange als Cholesterinbomben verpönt. Mittlerweile sind sich die Experten einig, dass ein mäßiger Konsum von Eiern, gemeint ist ein Ei pro Tag, kein erhöhtes Risiko für Herz-Kreislauf-Erkrankungen darstellt. Das sonntägliche Frühstücksei kann wieder ohne schlechtes Gewissen auf den Tisch kommen.[70]

BETA-GLUKAN IST einer der potentesten natürlichen Immunmodulatoren, indem er die Aktivität der Makrophagen stimuliert. Beta-1,3/1,6-Glucan ist eine Verbindung von mehreren Zucker(Glucose)-Molekülen, die in den Zellwänden von Pilzen und Pflanzen vorkommt, wie z. B. in Gerste, Hafer, Dinkel, geringe Mengen auch in Roggen und im Reishi-Pilz. Wenn Sie zu häufigen Infekten neigen, zu Herpes oder Pilzbefall, empfehle ich, Gerstengras als Saft oder Pulver zu verwenden.

NICHT ALLES IST GENETISCH

„Da kann ich leider nichts dagegen machen, das ist genetisch" – solche Sätze höre ich sehr oft von meinen Patienten. „Schon die Oma hatte einen hohen Cholesterinspiegel." „In meiner Familie sind viele herzkrank." Aber verurteilt mich diese Vorbelastung zum selben Schicksal? Sind Gegenmaßnahmen sinnlos? „Bitte, Frau Doktor, bemühen Sie sich nicht, ich bin das Produkt meiner Gene."

Da muss ich leider widersprechen! Die allgemeine Ansicht, dass Vererbung von einer zur nächsten Generation in den Doppelhelix-Strängen unserer DNA festgeschrieben ist, wird heute wissenschaftlich hinterfragt. Es wird eher angenommen, dass die DNA ähnlich wie ein Kochrezept einzelne Zutaten bereitstellt. So wie jede Köchin, jeder Koch daraus ein individuelles Gericht herstellt, nutzen Zellen die DNA-Zutaten zu verschiedenen Zeiten unterschiedlich.[70]

DAS „METHUSALIX-GEN" wurde noch nicht gefunden, obwohl sehr intensiv danach gesucht wurde. Vielmehr ist heute dank der Genforschung klar, dass, egal welches genetische Muster ein Mensch besitzt, er durch seine Lebensführung Yang Sheng das Krankheitsrisiko fast halbieren kann, wenn mindestens drei von vier Punkten erfüllt sind:

- nicht rauchen
- kein Übergewicht (Adipositas)

- ausgewogene Ernährung
- regelmäßige Bewegung

Das klingt vielleicht ein wenig unspektakulär oder banal, ist aber zielführender, als seine Gene als Ausrede heranzuziehen.[71]

LIFESTYLE BESTIMMT EPIGENETISCHE SIGNALE

Die Art, wie wir leben und uns ernähren, kann oft erst Jahre oder sogar Jahrzehnte später zu gesundheitlichen Schäden führen. Das wirft die Frage auf, wie und wodurch solche Folgen entstehen. Wer merkt sich die Konsequenzen, die uns möglicherweise krank machen? Mit ziemlicher Gewissheit geht die Forschung heute davon aus, dass epigenetische Mechanismen diese Effekte herbeiführen. Epigenetische Marker sind chemisches Zubehör, das wie Schalter Gene an- und ausknipsen kann. Würde z. B. ein Gen, das die Zellteilung kontrolliert, ausgeknipst, kann sich Krebs entwickeln. Kleine Ursachen können große Wirkung entfalten.

Aber was noch besser ist: Diese Mechanismen sind umkehrbar, Gene können auch angeschaltet werden, um die Kontrolle über das Wachstum der Zellen zu behalten. Dabei spielen Ernährung, Bewegung, Stressreduktion, soziales Verhalten, Umweltschadstoffe, im Prinzip unser gesamter Lebensstil eine Rolle.

Wir haben Einfluss auf epigenetische Mechanismen und sie auf uns. Was aber besonders entscheidend ist: Diese Signale werden von Großeltern über Eltern auf Kinder weitergegeben (siehe Kapitel Eins). Das kann doch ein Ansporn für unsere Lebensführung sein, wenn uns wieder einmal der „innere Schweinehund“ bremst.

Unterstützung für gesunde Lebensführung kommt aus der Natur, wie z. B. sekundäre Pflanzenstoffe, die Polyphenole, aus:

- der Traube (Resveratrol)
- der Kaffeebohne (Kaffeesäure)
- der Tomate, Hagebutte, Grapefruit, Mango (Lycopene)
- der Sojabohne (Genistein)
- Cashewkernen (Anacardinsäure)
- Kohl und Brokkoli (Senföl)
- Zitrusfrüchten und Äpfeln (Hesperidin)
- grünem oder schwarzem Tee, Johannisbeeren, Kakaobohnen (Epigallocatechingallat, EGCG)
- Gewürzen wie Zimt, Nelken und Kurkuma

WANN IMMER ICH meinen Patientinnen und Patienten über die positiven Effekte einer gesunden Ernährung erzähle, blicke ich in angstgeweitete Augen: Soll ich mich nur noch von Brokkoli und grünem Tee ernähren? Wir müssen dann beide lachen, denn so sind diese Empfehlungen natürlich nicht gemeint. Einseitigkeit ist im Leben nicht vorgesehen, sonst hätte die Evolution nicht so vielfältige Lebensformen hervorgebracht.

Was ich vermitteln will, ist: Wenn Sie die Lust auf Naschen überfällt, so könnten Sie statt nach vakuumverpackten Keksen auch zu Cashewkernen oder Cranberries greifen oder einen Apfel essen. Übrigens sind die alten Apfelsorten mit einem achtfach höheren Polyphenolgehalt (sekundäre Pflanzenstoffe) ausgestattet als die neu gezüchteten. Sie können sich im Winter auch einen Glühwein gönnen, denn die virushemmenden Bestandteile von Zimt, Nelken und Sternanis schützen Sie vor einer Erkältung, das Resveratrol im Rotwein ist ein ideales Antioxidantium. Genießen und gleichzeitig dem Körper Gutes tun, dazu will ich Sie gerne inspirieren.

WENN WIR UNS ÜBER DAS ALTWERDEN unterhalten, so bedrückt meine Patientinnen und Patienten am meisten die Vorstellung, geistig abzubauen. Viele von ihnen haben Erfahrung mit Angehörigen, die mit beginnender Demenz oder sogar mit der Diagnose Alzheimer leben müssen. Derzeit gibt das *Bundesministerium für Soziales und Gesundheit* die Anzahl demenzkranker Menschen in Österreich mit 130.000 bis 150.000 an. Weltweit sind es derzeit 48,6 Millionen Menschen, die Zahl ist steigend.

Zwei Drittel der an Demenz erkrankten Personen sind weiblich. Das scheint in einem Zusammenhang mit dem raschen Abfall des Östrogenspiegels zu stehen. Da bei Männern sich der Testosteronspiegel langsamer absenkt, ist das Gehirn besser mit Glucose versorgt.

Wir zahlen einen hohen Preis für das Privileg einer hohen Lebenserwartung. Umso wichtiger sollte es uns sein, alle Möglichkeiten auszuschöpfen, die ein lebenswertes Alter bei guter geistiger, körperlicher und seelischer Gesundheit unterstützen. Denn bis jetzt ist es der Forschung nicht gelungen, wirksame Medikamente gegen diese Gehirnerkrankungen zu entwickeln.

WIR KÖNNEN GEISTIGEN VERFALL SELBST AUFHALTEN

Kennen Sie die Regel: Iss alles, was null oder zwei Beine hat? Wir Menschen haben uns aus dem Meer entwickelt, das Meer war immer schon eine wichtige Ressource für unsere Ernährung. Die Omega-3-Fettsäure DHA (Docosahexaensäure) ist Bestandteil der Zellmembranen unserer Nervenzellen, den Neuronen.

Die Fettsäure findet sich besonders reichlich in Fischen aus den kalten Meeren, wie Sardinen, Lachs, Hering, Makrele, Thunfisch, Meeresalgen. Auch Lein,-Raps- und Walnussöl enthalten sie.

DHA erhöht die Menge eines bestimmten Proteins namens BDNF (brain-derived neurotophic factor), es ist für das Wachstum und die Gesundheit unserer Hirnzellen verantwortlich. BDNF übernimmt die Aufgabe, bestehende Neurone und ihre Verbindungen untereinander zu schützen, regt die Bildung neuer Nervenzellen, Nervenbahnen und ihre Vernetzung (Synapsen) an. BDNF ist also der Treiber der neuronalen Plastizität (siehe Kapitel Eins). Besonders die Bereiche des Frontalhirns mit Hippocampus und Großhirnrinde, die für abstraktes und logisches Denken, Gedächtnis – speziell Langzeitgedächtnis – zuständig sind, werden durch BDNF gesteuert.

Wir können also geistigen Verfall aufhalten durch traditionelle Küche aus Regionen, die für gesunde Alte bekannt sind:
Mittelmeerraum: Olivenöl, Fisch und Meeresfrüchte, mäßig rotes, nicht fettes Fleisch, mäßig Rotwein, wenig Zucker, Gemüse und Früchte mit antioxidativer Wirkung wie Tomaten, Paprika, Melanzani, Zitrusfrüchte usw.
Japan: Fisch, Meeresalgen, Sojabohnen, Reis, wenig Zucker/Fleisch, Gemüse. Die Hundertjährigen auf Okinawa essen eine spezielle lila Süßkartoffel.
Skandinavien: Gemüse, Früchte, Preiselbeeren, Nüsse, Fisch und Meeresfrüchte, Rapsöl, Roggenbrot.

Dieser Kost ist einiges gemeinsam. Sie ist frisch zubereitet, industriell verarbeitete Nahrungsmittel werden kaum verwendet. Zucker und Milchprodukte sowie Fleisch werden sparsam eingesetzt. Wurst gibt es so gut wie gar nicht.

Dem gegenüber steht die klassische westliche Ernährung mit viel fetthaltigen Lebensmitteln wie Speck und Wurst, die zum Teil auch noch industriell verarbeitet sind. Viel rotes Fleisch, Zucker und Milchprodukte, Dosenkonserven, Tiefkühlpizza und „Packerlsuppen" bilden eine Kombination, die Entzündungsprozesse im Körper anheizen. Zusätzlich wird durch diese Ernährungsweise unser Mikrobiom nachhaltig verändert, was Entzündungsprozesse ebenso begünstigt (siehe Kapitel Fünf).

Untersuchungen an den Gehirnen von Tieren und Menschen, die sich von Fast Food ernährt haben, zeigten ein deutliches Schrumpfen jenes Hirnanteils, der für Gedächtnis und Lernfähigkeit zuständig ist, des Hippocampus. Er liegt hinter dem Schläfenlappen und hat die Form eines Seepferdchens, dem er seinen Namen verdankt. Unter diesen Umständen bekommt der klassische böse Wiener Spruch: „Der hat sich blöd g'fressen", einen klinischen Beweis.

KALORIEN SPAREN KANN ORGANE VERJÜNGEN

Wer ab und zu auf Nahrung verzichtet oder sie deutlich reduziert, kann seine Organe verjüngen, hat ein 30 Prozent geringeres Risiko, an Depressionen zu erkranken, hält den geistigen Verfall auf und lebt insgesamt länger gesund.

An diesen günstigen Auswirkungen beteiligt ist, wie schon beschrieben, die Blockade von mTOR. Dazu wieder unsere „alten Freunde", die Zellen des Immunsystems, die entzündungsfördernde Proteine eindämmen, oxidativen Stress verringern, DNA-Schäden reparieren. Außerdem wird die BDNF-Produktion der Nervenzellen angeregt und die zelluläre Müllabfuhr verbessert. Hinzu kommen noch positive Effekte auf die Psyche, denn Nahrungsentzug wirkt antidepressiv (siehe Kapitel Fünf). Auch diesen Mechanismus verdanken wir der Evolution. Früher, so zirka vor 120.000 Jahren, als wir noch nicht in den Supermarkt einkaufen gingen, mussten wir oft mehrere Tage ohne Nahrung auskommen. Wären wir da gleich depressiv geworden und hätten uns in der Höhle verkrochen, hätten wir sicher nicht Tiere jagen oder Fische fangen können. So musste unser Gehirn uns euphorisch machen, indem es die Konzentration unseres „Glücksbotenstoffs" Serotonin möglichst lange hochgehalten hat. Heute machen das Antidepressiva, die wir als Serotonin-Wiederaufnahmehemmer bezeichnen.

KALORIEN EINZUSPAREN BEDEUTET auch einen niedrigen Blutzuckerspiegel. Dieser wirkt sich positiv auf das Herz-Kreislauf-System aus, Herzfrequenz und Blutdruck sinken. Die Muskeln werden wieder empfindlicher auf Insulin, das wirkt dem Typ-2-Diabetes entgegen. In der Leber wird mehr Fett abgebaut, das hilft gegen die Fettleber und im Darm wird die Silent Inflammation heruntergefahren (siehe Kapitel Fünf).

Eine Studie der Berliner Charité hat gezeigt, dass sowohl Männer als auch Frauen, die längere Zeit mit erhöhtem Blutzuckerspiegel leben, geringere geistige Leistungen zustande bringen. Sinnlos ist allerdings, neben dem Fasten ganz normal weiter zu arbeiten. Das erhöht Ihren Stresspegel. Darum finde ich die Idee, nach einer üppigen Mahlzeit oder nach einer Kaskade wie zu Weihnachten mehrere Tage z. B. nur Suppen zu essen, sehr praktikabel. Ebenso machbar im beruflichen Alltag ist das Intervallfasten. Dabei müssen Sie nicht eine Diät einhalten, aber nach einer vollen Mahlzeit 14 bis 16 Stunden gar nichts essen. Daher kommen Sie auf zwei Mahlzeiten pro Tag und Ihr Stoffwechsel hat dazwischen Verschnaufpause.

STRESS MACHT VERGESSLICH – WARUM?

Sie kennen das sicher auch. Sie denken sich, dies ist noch zu erledigen, das darf ich auch nicht vergessen, und plötzlich die Frage an sich selbst: Was war das nochmal, was ich nicht vergessen sollte? Patienten sitzen mir gegenüber und sagen: „Ich glaube, ich bekomme Alzheimer, ich werde vergesslich."

Stress hat zwei Gesichter. Hält er nur kurz an wie in einer Prüfungssituation oder beim Bewerbungsgespräch, hilft er uns, leistungsfähiger zu sein. Erst wenn wir Stress auf lange Sicht ausgeliefert sind, wirkt er sich negativ aus. Die Erklärung dafür ist ziemlich logisch, es handelt sich um ein Sparprogramm. Bei Stress müssen die Energien im Körper umverteilt werden, gewisse Leistungen werden zugunsten anderer eingespart. Das wird auch im Stirnlappen praktiziert (präfrontaler Cortex), der für Handlungsplanung und -steuerung, Problemlösung und Arbeitsgedächtnis zuständig ist. Durch die Ausschüttung von Cortisol wird über Signalkaskaden die kognitive, erkennende, Leistungsfähigkeit herabgesetzt und damit die geistige Flexibilität eingeschränkt.

STRESS VERKÜRZT UNSERE LEBENSZEIT

Chronischer Stress lässt uns vorzeitig altern, indem er das proentzündliche Interleukin-6 (IL-6) erhöht und damit auch unser Immunsystem schwächt. Stress verkürzt die Telomere, das sind DNA-Protein-Schutzkappen an den Enden der Chromosomen, in denen unsere Erbinformation steckt (siehe Kapitel Vier). Bei jeder Zellteilung verlieren die Telomere an Länge. Da sich Zellen nicht beliebig oft teilen können, sind sie dem Zelltod, der Apoptose, ausgesetzt. Außerdem behindert Stress die Aktivität jenes Enzyms im Zellkern, das Telomerase genannt wird. Telomerase ist nach dem Yin-Yang-Prinzip der Gegenspieler, der die Telomerlänge wieder herstellen kann. Telomerase ist so etwas wie ein „Unsterblichkeitsenzym" und wird derzeit intensiv beforscht.[73, 74]

SPERMIDIN, DER SHOOTING STAR UNTER DEN MIKRONÄHRSTOFFEN

Spermidin kommt nicht nur in der Samenflüssigkeit, sondern auch in Lebensmitteln vor. Es kann die natürliche Zell-Müllabfuhr anregen. Es wirkt der Alterung von Zellen entgegen, indem es die Aktivität des „Unsterblichkeitsenzyms" Telomerase verbessert.

SARS-CoV-2 hemmt die Zellreinigung (Autophagie) in den infizierten Zellen. In einer Studie wurde unter anderem die Wirkung von Spermidin auf infizierte Zellen im Laborversuch getestet. Die Virusvermehrung konnte um 85 Prozent vermindert werden. Allerdings nehmen die Wissenschaftler an, dass durch Nahrung eine zu geringe Konzentration von Spermidin im Blut vorhanden sein wird, um die selben Effekte wie im Laborversuch zu erzielen. Wie auch immer, ich nehme Nahrungsmittel zu mir, die Spermidin enthalten und streue mir täglich den Inhalt einer Kapsel über meinen Porridge zum Frühstück.[75]

Spermidin in Nahrungsmitteln: Sojabohnen, Kichererbsen, Weizenkleie, Pinienkerne, Champignons, Kräuterseitlinge, Grapefruit, Äpfel, reifer Käse wie z. B. Cheddar (soll mindesten ein Jahr gereift sein) und Natto.

In Japan werden dem Nationalgericht Natto allerlei gesundheitsfördernde Kräfte zugeschrieben. Es besteht aus vergorenen Sojabohnen und sieht nicht sehr hübsch aus, die graubraune Masse bildet leichte Spinnweben und riecht etwas modrig. Japanische Männer schwören auf Natto, weil sie annehmen, dass es Glatzen verhindern kann. Auch soll es den Cholesterinspiegel senken, den Alterungsprozess aufhalten und Gewichtsabnahme begünstigen. Für alle, die dieses japanische Nationalgericht probieren möchten: Auf Reis oder Buchweizennudeln, den Soba, wird Natto mit Sojasauce, Senf und klein gehackten Frühlingszwiebeln gegessen.

DEMENZ BEGINNT IM BAUCH

Der Weg in Richtung Demenz- und Alzheimererkrankung beginnt schleichend. Heilmittel dagegen wurden noch nicht gefunden, aber einige erfolgreiche Präventionsmaßnahmen.

Kurz zur Erinnerung zusammengefasst: Die Informationen zwischen Gehirn-Darm-Mikrobiom laufen in beide Richtungen. Die Kommunikation funktioniert über Hormon-Nerven-Stoffwechsel- und immungesteuerte Signale. Die Mikroben im Darm spielen vom Beginn unseres Lebens bis zur Degeneration der Gehirnnerven eine wichtige Rolle (siehe Kapitel Eins und Vier).

Ältere Menschen ernähren sich häufig nur noch mangelhaft, dazu nehmen sie eine ganze Reihe von Medikamenten ein, die zu einer veränderten Zusammensetzung der Darmflora führen. Daraus entwickelt sich eine unterschwellige chronische Entzündung, die Silent Inflammation, die wiederum einen Zusammenbruch der Darmbarriere zur Folge hat (Leaky Gut). Damit gelangen proentzündliche Zytokine wie IL-6, TNF-α und auch Stoffwechselprodukte der Darmbakterien ins Blut. Diese brechen die Blut-Hirn-Schranke auf und verursachen dort Entzündungen der Nerven, eine Neuroinflammation.

Außerdem stellen Darmbakterien eine Reihe von Botenstoffen wie Serotonin, Dopamin und SCFA, die kurzkettigen Fettsäuren, her, womit sie direkt auf die Funktionen des Zentralnervensystems zugreifen.

Störungen in dieser Gehirn-Darm-Mikrobiom-Achse tragen wesentlich zur Entwicklung von Demenzerkrankungen bei. Bei gestörter Darmfunktion (Dysbiose) finden sich spezielle Entzündungszeichen (Calprotectin) sowohl im Stuhl als auch in der Hirnflüssigkeit (Liquor). Auch Parkinson-Patienten weisen zu mehr als 80 Prozent diesen Befund auf.

Die begünstigenden Effekte von Probiotika für eine unversehrte Darmfunktion, ihr antientzündlicher Einfluss, der Schutz der Darmbarriere und das Bremsen der Nervenentzündung sowie deren Degeneration, sollte daher vorbeugend schon ab der Mitte des Lebens genutzt werden.

Enterococcus faecium und Lactobacillus rhamnosus reduzieren TNF-α. Probiotika, die Lactobazillen und Bifidobakterien enthalten, entfalten ihren Einfluss auf Entzündungen und oxidativen Stress. Am besten aber wirkt sich eine gesunde Ernährung auf das Mikrobiom aus.[76]

JÜNGER DURCH SPORT

Sport ist nicht Mord, eher das Gegenteil, denn der Kampf gegen das Vergessen steckt auch in den Beinen. Schon täglich zwei bis drei Kilometer zu gehen, bewahrt die Hirnleistung vor einem frühzeitigen Verfall, weil sich die graue Substanz des Gehirns langsamer abbaut. Das Gehirn wird besser durchblutet, die Entzündungswerte sinken. Der Botenstoff BDNF wird verstärkt ausgeschüttet und regt damit die Bildung neuer Nerven sowie ihre Vernetzung an. Ein Zusammenhang mit Bewegungsmangel lässt sich schon ab dem mittleren Lebensalter nachweisen.[77]

In meiner Praxis sehe ich immer wieder, dass ältere Personen, die in ihrem Leben gerne Sport betrieben haben, nach Operationen viel rascher regenerieren. Sie sind insgesamt weniger anfällig für Infekte, neigen kaum zu depressivem Verhalten und sind resilient, damit widerstandsfähiger, belastbarer, stabiler. Wir sagen einfach: Sie halten mehr aus.

Ein aktiver Lebensstil lohnt sich auch in Hinblick auf das Altern. Aktive 50-Jährige sind in etwa so fit wie inaktive 40-Jährige. Außerdem erkranken sie viermal weniger an Diabetes. Gelenkprobleme treten seltener auf, weil sie benutzt werden und nicht verkümmern. Auch das Ausmaß an Krebserkrankungen ist bei Menschen, die sich regelmäßig bewegen, deutlich geringer. Grund dafür ist die positive Wirkung von Aktivität auf das Immunsystem (siehe Kapitel Drei).

Die WHO empfiehlt unabhängig vom Alter zweieinhalb Stunden mäßig anstrengende Bewegung pro Woche, mindestens 21 Minuten pro Tag, dazu zählt auch Rasenmähen oder Stiegensteigen, das lässt sich doch umsetzen. Idealerweise sollten Erwachsene zwischen 75 bis 150 Minuten pro Woche Ausdauersport betreiben, also Joggen, Radfahren, Fußball oder Volleyball, jedenfalls Bewegung, die zum leichten Schwitzen führt.

AB DEM 30. LEBENSJAHR verlieren wir jedes Jahr ein wenig Muskelmasse. Das kann bis zum 80. Lebensjahr zu einem Schwund von fast 50 Prozent führen. Dieser Verfall heißt Sarkopenie. Kontrollieren Sie Ihre Muskelkraft, indem Sie stoppen wie lange Sie für zehn Meter Gehstrecke brauchen. Es sollten nicht mehr als 12,5 Sekunden sein. Sonst bitte sofort einen Physiotherapeuten anrufen und einige Trainingseinheiten buchen oder Sie lernen.

QIGONG 气功

Qigong ist eine asiatische Bewegungs- und Meditationsform, die aus langsamen Übungen besteht, die mit dem Rhythmus der Atmung abgestimmt werden. Meisterin Wang Li, von der ich eine 800 Jahre alte Daoistische Qigong-Form gelernt habe, meint: „Qigong löst die Linie zwischen Yin und Yang auf. Wir werden uns durch diese Übungen unserer Ganzheitlichkeit bewusst."

Wenn wir die Übungen mit positiven Gedanken ausführen, stärkt das unser Immunsystem, wirkt Depressionen entgegen, kräftigt die Muskulatur und entspannt sie gleichzeitig. Studien bestätigen das.[78]

Jene Qigong-Form, die ich praktiziere, nennt sich *Rückkehr des Frühlings*, Hui Chun Gong 回春功, und arbeitet mit der Idee, die Energie der Nieren, das Jing, so lange wie möglich zu bewahren. Statt des Winters kommt der Frühling zurück als ewige Jugend. Der Vorteil von Qigong ist, dass es bis ins hohe Alter praktiziert werden kann, da die Übungen kein Leistungstraining sind.

DER MENSCH IN DER WASSER-PHASE

Im vorigen Kapitel habe ich von Buddhas Handhaltung erzählt. Jetzt möchte ich noch etwas zu seiner Sitzposition sagen. Der Lotossitz erfordert eine gerade Haltung der Wirbelsäule, der Beckenboden ruht stabil auf dem Boden oder einem Zafu, wie die Sitzkissen für Meditation genannt werden. Damit verbindet sich über die Anfangspunkte der Meridiane Ren und Du Mai die Energie von Yin und Yang. Sie entspringen aus einer Quelle, der Essenz (Jing), die gemäß der Chinesischen Medizin Trägerin der Energie unserer Ahnen ist. Beide Meridiane ziehen als zwei Äste an der vorderen bzw. rückenseitigen Mittellinie des Körpers zum Kopf. In dieser Sitzposition verbindet sich die Essenz, die in der Niere gespeichert wird, mit dem Herzen und dem Gehirn. So wird die Einheit von Geist, Seele und Körper hergestellt. Das ist eines der Ziele von Meditation und der Grund, warum Buddhafiguren diese Position einnehmen.

Die Niere speichert also die Essenz (Jing 精), jenes genetische Kapital, das wir von unseren Ahnen erhalten. Als Basis unserer angeborenen Konstitution wird es auch das „vorgeburtliche Qi" genannt. Dieses nährt das Rückenmark sowie das Gehirn und bildet die Quelle unseres Geistes. Li Shi Zhen, ein berühmter Meister der Ming-Dynastie (16. Jahrhundert), schreibt: „Wenn wir die Essenz bewahren können, dann wird der Geist hell sein. Wenn der Geist hell ist, kommt es zu einem langen Leben."

Diese Überzeugung ist auch der Grund, warum sich kunstvolle Sexualpraktiken entwickelt haben, in denen der Mann möglichst wenig ejakuliert, denn damit verliert er Essenz. Die Essenz des Mannes ist in seiner Samenflüssigkeit, die der Frau in den Eizellen bewahrt. Vereinigen sich beide, also Yin und Yang, um Leben hervorzubringen, so bilden sie die ursprüngliche Quelle des Geistes. Aus ihr entsteht das Leben des Fötus, sein Anfang, der immaterielle Geist. Dieser Gedanke ist sehr bedeutend für das Verständnis asiatischer Philosophie. So wie in der Urknalltheorie beschrieben, entsteht aus immaterieller Energie, die sich verdichtet, Materie, unser Universum. Die Wandlungsphase Wasser wird von den Organen Niere und Blase regiert. Sie sind für die Reproduktion verantwortlich. Im Wasser sind Neubeginn und Ende gleichermaßen vorhanden, es schließt sich der Kreis des Lebens (siehe Abb. 11, Seite 122).

Beide Organe, die tief im Inneren unseres Körpers liegen, haben einen Bezug zur Körperoberfläche über ihre namentlich identen Meridiane. Die auf den Meridianen liegenden Akupunkturpunkte sind quasi die Schaltstellen, über die Organfunktionen reguliert werden können:

Blase 23 (Jing Gong): Palast der Essenz (Jing); wird genadelt, um die Essenz zu stärken, z. B. bei Kinderwunsch.

Niere 2 (Ran Gu): flammender Knochen, auch flammendes Tal oder Drachenquelle; kann bei Impotenz, unregelmäßiger Menstruation, Blasenproblemen akupunktiert werden.

Übrigens, der Drache symbolisiert den Herrscher und seinen richtungsweisenden Einfluss, in diesem Fall die Willenskraft. Ich verwende diesen Punkt sehr gerne bei Menschen, die sich unsicher, ängstlich fühlen und sich mit geringem Selbstwertgefühl ausgestattet beschreiben.

Das innerste materielle Substrat, verglichen mit der Haut an der Außenseite, bilden die Knochen. Sie verleihen uns Stabilität. Die Knie haben einen engen Bezug zur Niere. Sie „schlottern", wenn wir ängstlich sind. Arthrosen schon in jungen Jahren weisen auf schwaches Nieren-Qi hin.

SEHEN SIE GERNE KINOFILME? Ich bin keine Cineastin, aber können Sie sich an die Darstellung eines Armeegenerals erinnern, der krumm, zittrig und unsicher auftritt? Diese Menschen werden, soweit ich weiß, immer in aufrechter Haltung, den Blick weit in die Ferne gerichtet, dargestellt. Mit Weitblick, lauter Stimme, kurzum selbstbewusstem Auftreten. Das symbolisiert Willenskraft, die Kraft der Knochen als Träger des Kopfes. Die Wirbelsäule wird in China auch Himmelssäule genannt, der Kopf/Geist ist dem Himmel am nächsten. Wenn wir unsicher, ängstlich oder traurig sind, lassen wir den Kopf hängen. Im Alter kann sich der Rücken krümmen, wir verlieren Haltung und damit Halt.

Aber Willenskraft alleine ist für den General zu wenig, er braucht auch Mut, den steuert das Holz-Element bei. Das Wasser bringt Holz hervor (siehe Abb. 11, Seite 122). Ist die Mutter Niere stark, ist auch ihr Kind stark. Der Wille kann durch Mut (Leber) und Entschlusskraft (Gallenblase) verwirklicht werden.

Ein General braucht außerdem einen wachen Geist, Strategie, Überzeugung. Warum sollte er sonst in den Krieg ziehen und davon ausgehen zu siegen? Dazu ist ein starkes Feuer nötig (Herz) und ein Wasser, das nötigenfalls das Feuer in Schach hält. Sonst hinterlässt der General nur verbrannte Erde. Das Erde-Element steuert die Muskelkraft bei, wer starke Muskeln hat, kann länger durchhalten. Auf dem Magenmeridian gibt es einen Punkt unter dem Knie, er wird „Drei-Meilen-Punkt des Beines“ (Zu San Li) genannt. Er wurde angeblich den Soldaten mit Akupunkturnadeln gestochen, damit sie noch drei Meilen weiter gehen können. Sein Beiname ist auch „Drei Dörfer“. Die Erde kann aber auch einen Damm bilden, damit sie vom Wasser nicht überflutet wird. Damit verhindert sie aus Ungeduld oder Eile getroffene Entscheidungen.

Das Metall gibt dem Wasser Struktur. So wie durch Ein- und Ausatmen ständig ein Wechsel der Grenzen zwischen innen und außen stattfindet, leitet es die Entscheidungen des Wasser-Menschen nach dem Motto: Bis hierher und nicht weiter. Diese messerscharfe Klarheit verleiht dem Menschen den Durchblick, zu seiner Persönlichkeit zu finden, er nimmt Kontur an.

Mit dem Beispiel des Generals, zugegeben ein nicht sehr lebensnahes, will ich Ihnen den Zyklus der fünf Wandlungsphasen und ihrer Interaktionen aufzeigen. Die Idee, dass jeweils eine Phase bzw. ein Element das andere hervorbringt (Mutter-Kind-Zyklus), aber auch untereinander Kontrollen bestehen, bildet eine Grundlage für die Diagnostik von Erkrankungen in der Chinesischen Medizin. Wie der Quantenphysiker Hans-Peter Dürr in einem Vortrag gesagt hat: „Alles ist mit allem verbunden.“

BEI MEINEN AUFENTHALTEN in chinesischen TCM-Kliniken habe ich die Ärzte immer beneidet. Ihre Patientinnen und Patienten hatten im Erstgespräch ihre Diagnose selbst gestellt, ich fand das sehr praktisch. So ist es im chinesischen Alltag üblich zu sagen, ich habe eine kalte Niere oder eine schwache Milz. Was ist damit gemeint? Meist Schmerzen im unteren Rücken, kalte Füße, Blasenprobleme, unerfüllter Kinderwunsch, Gelenkschmerzen, Ängstlichkeit. Bezogen auf die Milz werden Verdauungsprobleme wie Völlegefühl, Übelkeit oder Durchfall beschrieben.

Die Nieren mögen Kälte nicht. Frieren, besonders in den Füßen, Schauer, die den Rücken hinunterlaufen (Blasenmeridian), steifer Nacken deuten auf Kälte im Wasser-Element Niere und Blase hin.

HABEN SIE DAS BILD EINER ÄNGSTLICHEN KATZE vor Augen? Sie reißt einen Buckel, stellt die Haare auf, um sich optisch zu vergrößern. Auch uns stellt es „die Nackenhaare auf" oder „es rieselt uns kalt über den Rücken", wenn wir uns fürchten. Angst lähmt uns, wie das bekannte Kaninchen vor der Schlange, es ist starr. Diese Starre ist das Bild des Winters, das wendige Wasser gefriert zu Eis. Eis ist zerbrechlich wie die alten Knochen bei Osteoporose, wenn sich die Knochensubstanz abbaut. Der Verlust an geistiger und körperlicher Wendigkeit macht unsicher, ängstlich, alte Menschen ziehen sich deshalb oft in sich zurück und nehmen am Leben nur mehr wenig teil.

Angst lässt „die Haare zu Berge stehen" oder sie ausfallen. Psychischer Stress kann auch hinter kreisrundem Haarausfall stecken (Alopecia areata). An der Medizinischen Universität Wien haben Forscher gezeigt, dass häufiges Haarefärben vermehrt zu Blasenkrebs führen kann.[79]

IM WINTER DES LEBENS haben wir sowohl Yin- als auch Yang-Energie verloren, das ist der normale (physiologische) Prozess des Alterns. Vielfach dreht sich das Gleichgewicht der beiden sogar um, Yang, das am Tag das Wachsein steuert, verrutscht in die Nacht und umgekehrt. Die Menschen machen tagsüber immer wieder ein Nickerchen, nachts sind sie aktiv.

Feuer (Yang) und Wasser (Yin) stehen in einer Kontrollverbindung. So ist es auch zwischen Herz und Blase. Sind wir aufgeregt, steigt der Harndrang. Sind Kinder traurig, kann sich Enuresis (Bettnässen) entwickeln. Das Kind weint mit der Blase.

Auch das Metall-Element beeinflusst die Blase. Ist das Lungen-Qi schwach, z. B. bei einem Infekt (Erkältung), kann Husten zu Harnverlust führen. So ist auch die altersbedingte Inkontinenz bei Stuhl- bzw. Harnverlust zu verstehen. Das

Qi von Lunge und Niere ist schwach und kann die Körperöffnungen nicht mehr kontrollieren. Darum machen wir uns auch „aus Angst in die Hose".

Die Aufgabe des Menschen in der Wasser-Phase ist, die Tugend der Weisheit zu pflegen. Laotse sagt: „Ein guter Kämpfer wütet nicht."

YANG SHENG 杨生 FÜR WASSER-MENSCHEN

Die Tugend der Weisheit, die zu langem Leben führt, wird von der Schildkröte symbolisiert. In nahezu jeder Tempelanlage in China finden wir sie, sie ist das Symbol des Nordens. Ihr langsamer Gang, ihre bedächtigen Bewegungen und ihre Genügsamkeit sind vorbildhaft für ein Leben in Harmonie der beiden Kräfte von Yin und Yang.

Stellen Sie sich Aladins Wunderlampe vor. Es braucht, damit sie leuchten kann, Öl und Feuer. Das Öl ist unsere Essenz oder unsere Yin-Substanz, das Feuer ist unsere Energie, das Yang. Drehen wir das Feuer zu stark auf, brennt die Flamme zwar heller, aber das Öl ist rascher verbraucht. Drehen wir die Flamme zu wenig auf, ersäuft sie im Öl. Daher ist die Balance zwischen den beiden, Energie und Substanz, die Garantie für ein gesundes langes Leben.

Nehmen Sie Eile, Ungeduld, Stress aus Ihrem Leben und bewahren Sie Ihr Qi. Nein, wenn Sie jetzt denken, das redet sich leicht, antworte ich Ihnen, der meiste Stress ist hausgemacht. Wenden Sie Ihre Tugend der Weisheit und des Scharfsinns an, um zu analysieren, wo Sie selbst die Flamme zu hoch drehen. Anspannung auf der einen Seite erfordert Entspannung auf der anderen. Anders funktioniert Ihre Muskulatur in der Bewegung auch nicht. Dieses Prinzip ist die Weisheit der Balance. Gehen Sie bei Stress bewusst langsamer, denken Sie an die Schildkröte. Fahrige und hektische Bewegungen machen Sie nicht schneller, nur schusseliger.

Ein Vorschlag zu einer einfachen Qigong-Übung: Stellen Sie sich bequem, aufrecht, mit beiden Beinen so nahe wie möglich zusammen hin. Während Sie einatmen, spannen Sie Ihre Muskulatur an und lassen sich in Richtung der Zehenspitzen nach vorne kippen. Die Fersen bleiben am Boden, dabei atmen Sie aus. Sie spüren jetzt, wie sich die Rückenmuskeln anspannen müssen, damit Sie nicht nach vorne fallen. Diese Kraft der Muskulatur, der Rückenstrecker, wird in der Chinesischen Medizin dem Blasenmeridian zugeordnet. Er hält sie aufrecht, gibt Stabilität. Kommen Sie zur Mitte zurück und atmen Sie wieder ein. Jetzt lassen Sie sich in Richtung Fersen kippen, ohne dabei die Fußspitzen vom Boden zu heben. Jetzt sollten Sie spüren, dass die Muskeln der Bauchseite anspannen müssen, damit Sie nicht nach hinten fallen. Sie aktivieren damit den Nierenmeridian. Diese scheinbar einfache Schwankung nach vorne und hinten wird „von beiden Seiten zur Mitte kommen“ genannt. Sie trainiert ohne großen Aufwand die entscheidende Muskulatur für Ihre aufrechte Haltung. Das ist die Idee von Qigong.

Denken Sie ab und zu daran, dass die Vorstellung, bis ins hohe Alter geistig rege, beweglich und körperlich fit zu sein, Entspannung und auch guten Schlaf braucht.

Schlafstörungen: Die Betroffenen machen die Nacht zum Tag und umgekehrt. Dieses Phänomen teilen sich Babys und alte Menschen. Ein Tee aus Sommerweizen (Fructus Tritici levis) kann helfen, ebenso Hopfen und Lebensmittel mit hohem Gehalt an Tryptophan (siehe Kapitel Vier). Tryptophan ist die Vorstufe, aus der auch Melatonin gebaut wird, das unseren Schlafrhythmus bestimmt.

Die Organuhr der Chinesischen Medizin beschreibt die maximale Kraft des Wasser-Elements:

Maximalzeit Niere: 17 bis 19 Uhr, Minimalzeit: 5 bis 7 Uhr
Maximalzeit Blase: 15 bis 17 Uhr, Minimalzeit: 3 bis 5 Uhr

Viele Patientinnen und Patienten erzählen mir von ihrem Tiefpunkt gegen fünf bis sechs Uhr nachmittags. Wenn sie ihn dann überwunden haben, sind sie bis spät abends fit. Das ist ein Signal für den Chinesischen Mediziner, das Nieren-Qi genau zu ergründen. Bei Blasenschwäche treibt es die Betroffenen morgens zwischen drei und fünf Uhr aus dem Bett.

Werfen Sie manchmal, wenn Sie sich müde, unruhig oder besonders leistungsstark und angenehm fühlen, einen Blick auf die Organuhr. Im äußeren Kreis können Sie die Maximalzeiten, im inneren Kreis die Minimalzeiten der Organe ablesen.

Je nachdem wissen Sie, wann Ihr Körper Ruhe einmahnt, Ihnen Fitness anzeigt, Sie auf Stress hinweist oder auf die Folgen Ihrer Ernährungsgewohnheiten. Auch warum Sie um zwei oder um vier Uhr morgens erwachen und welche emotionalen Ursachen dahinterstecken könnten (s. a. Abb. Organuhr, S. 141). Hinweise dazu finden Sie in den jeweiligen Kapiteln.

Es gibt Menschen, die prinzipiell alles salzen, bevor sie es essen. Das Meer ist salzig, wie die Tränen oder das Fruchtwasser, in dem wir schwimmen. Salz würzt jede Speise, zu viel davon kann uns töten. Salz wird verschenkt, um Erfolg und Gesundheit zu wünschen. Es wurde verwendet, um Fleisch und Fisch länger haltbar zu machen. Es macht Fleisch mürbe, deshalb wird in der Chinesischen Medizin der salzige Geschmack verwendet, um Ansammlungen (Tumore) aufzulösen. Nachteil: Zu viel Salz schädigt die Muskeln und Sehnen, sie werden schlaff, wie mürbes gepökeltes Fleisch.

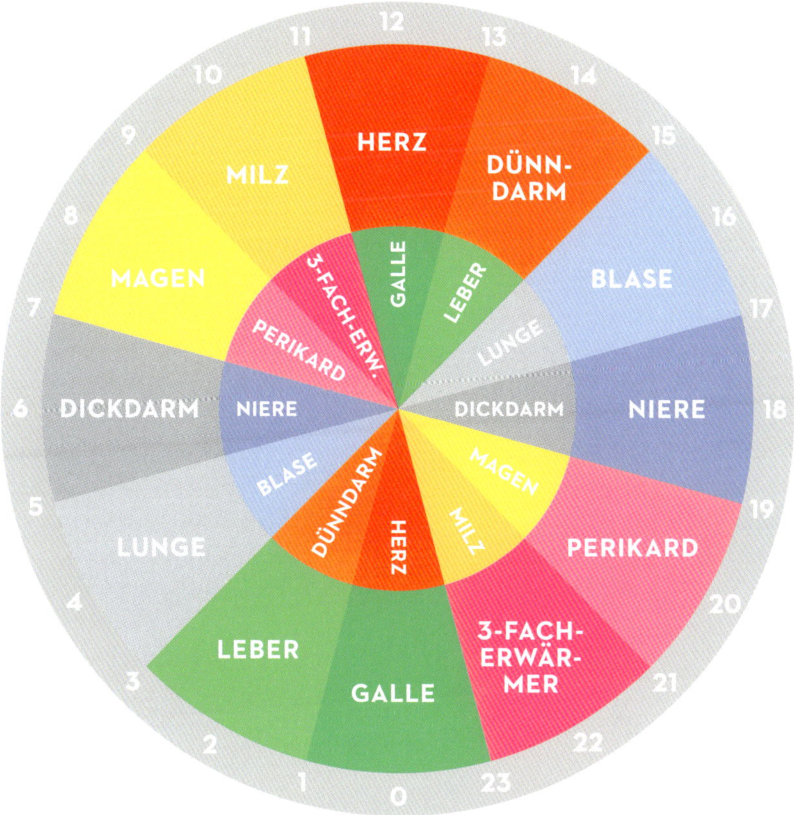

ABBILDUNG 12 Die Organuhr

Trainieren Sie Ihre Muskeln, indem Sie einmal pro Stunde aus Ihrem Sessel aufstehen und in zirka zehn Zentimetern über der Sitzfläche eine Minute lang verharren. Dabei ruhig atmen und lächeln, damit Sie sich weniger verkrampfen.

Die Farbe des Meeres ist Blau-Grün-Schwarz. Nahrungsmittel wie z. B. Algen unterstützen die Niere ebenso wie Meerestiere, Misosuppe, Noriblätter, Schwarzkohl, schwarze Bohnen und Linsen, Käferbohnen, schwarzer Sesam. Schwarz kann auch ein Hinweis auf Kälte in der Niere sein, z. B. dunkle Augenringe.

WER EIN STARKES NIEREN-QI HAT, kann auch gut hören. Die Ohren sind schon von ihrer Form, so wie auch die Bohnen, der Niere sehr ähnlich. Als Sinnesorgane haben sie die Aufgabe, uns vor Gefahren zu warnen und die wunderbaren Töne der Natur und Musik zu vermitteln. In China ist man überzeugt, dass große Ohren, besonders die Läppchen, ein langes Leben und einen wachen Geist bedeuten. Käferbohnen und besonders die schwarzen Sojabohnen gelten als Nieren-Qi stärkend.

Eine nette Geschichte noch: In China ist das Schriftzeichen für „sich schämen" 耳心, das Ohr und das Herz, was so viel bedeutet wie rote Ohren, wenn wir uns schämen. Es zeigt auch wieder den Zusammenhang zwischen Emotion und Hören oder anders gesagt zwischen Herz und Nieren. Als Atemmeditation empfehle ich, wie schon in den vorhergehenden Kapiteln, Liu Zi Jue.

LIU ZI JUE 六字 訣 – DIE SECHS HEILENDEN LAUTE (4. JAHRHUNDERT)

Der Ton, der die Niere zum Schwingen bringt, ist Chui. Nehmen Sie eine Sitzposition ein, wobei Sie den Rücken durchgestreckt lassen, ein Bein in den Lotossitz, damit Sie auf dem Beckenboden sitzen. Ruhig durch die Nase einatmen, beim Ausatmen leise *chu… iiii,* so lange, bis Sie fertig ausgeatmet haben. Sie sollten eine sanfte Schwingung an den untersten Rippen spüren, dort wo bei gebeugten Armen die Ellenbogen hinzeigen.

Wenn Sie die Übung im Stehen machen, so hilft zur Dehnung des Blasenmeridians, nach dem Einatmen Wirbel für Wirbel langsam nach unten zu gehen. Dabei ebenfalls *chu… iii* ausatmen.

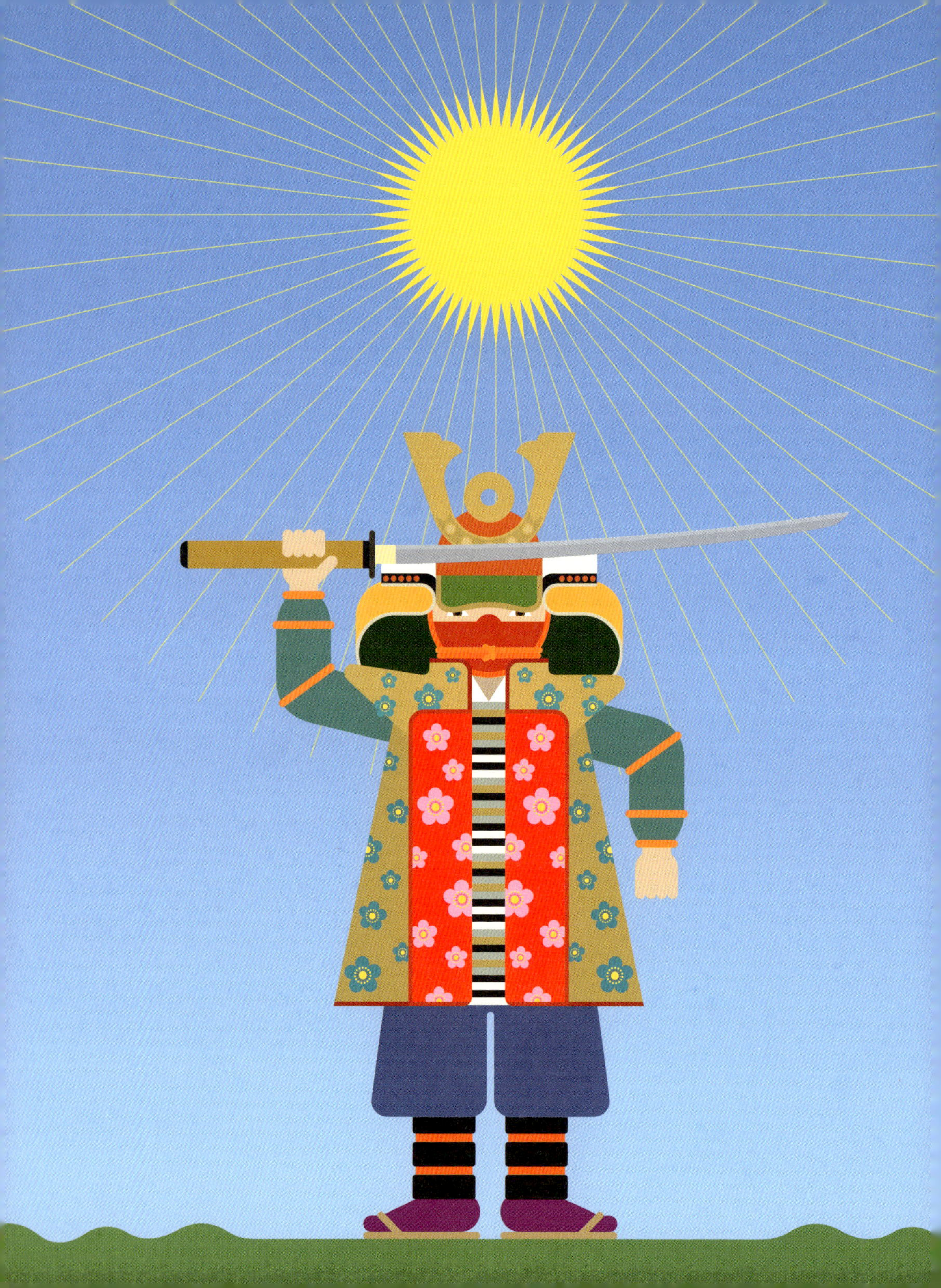

KAPITEL SIEBEN

WAS BEDEUTET IMMUNSYSTEM?

DAS ANGEBORENE (UNSPEZIFISCHE) IMMUNSYSTEM

Alle Zellen entwickeln sich aus den embryonalen Stammzellen, die dann zu Knochenmarkstammzellen werden. Diese Begriffe kennen Sie wahrscheinlich aus der Transplantationsmedizin, wo z. B. bei Bluterkrankungen wie Leukämie Stammzelltransplantationen durchgeführt werden.

EIN TEIL DES IMMUNSYSTEMS wird von Zellen, der zellulären Immunabwehr, geleistet, ein anderer Teil durch nicht zelluläre, humorale Vorgänge. Die humoralen Anteile befinden sich in Körperflüssigkeiten wie dem Blut und der Lymphe.

GRUPPE DER WEISSEN BLUTKÖRPERCHEN, DIE LEUKOZYTEN

Granulozyten:

Neutrophile Granulozyten: bilden die Erstabwehr gegen Bakterien und können den Feind auffressen (Phagozytose) oder durch chemische Waffen vernichten. Neutrophile Granulozyten sind in Reifestufen unterteilt:

- stabkernige (neutrophile) Granulozyten: treten vermehrt bei einer vorliegenden Infektion auf
- segmentkernige Granulozyten: letzte Reifestufe

Eosinophile Granulozyten: sind bei allen allergischen Reaktionen erhöht.

Basophile Granulozyten: spielen eine wichtige Rolle bei allergischen Reaktionen, sie setzen Botenstoffe für die eosinophilen Granulozyten frei und sind damit an der Parasitenabwehr beteiligt.

Makrophagen:

Makrophagen entwickeln sich in den vom Knochenmark gebildeten Monozyten. Sie wandern vom Blut in verschiedene Gewebe, wo sie unterschiedliche Namen erhalten, ihr Überbegriff ist Fresszelle. Im Knochen werden sie Osteoklasten, im Gehirn Mikroglia, in der Lunge Alveolarmakrophagen genannt. Bestimmte Bakterien besitzen an ihrer Oberfläche Moleküle aus Fett und Zucker (Lipopolysaccharide), die diese Makrophagen aktivieren. Dabei bilden sie Zytokine wie TNF-α oder Interferon-γ, um eine Immunreaktion in Gang zu bringen, und Stickoxide (NO), um die Eindringlinge zu eliminieren. Es werden auch M2-Typen zur Nerven- und Muskelzellreparatur gebildet. Dazu ein Beispiel:

BEISPIEL WUNDHEILUNG

Nehmen wir an, Sie sind unaufmerksam und verletzen sich den Finger z. B. bei der Gartenarbeit. Sie bluten und was passiert dann? Blutplättchen (Thrombozyten) sollen den Wundbereich verschließen und die Blutung stoppen. Sie bilden kleine Plaques und setzen mittels Enzymkaskade das Gerinnungssystem in Gang.

Durch TGF-β (tissue growth factor), PDGF (platelet-derived growth factor) und VEGF (vascular endothelial growth factor) wird die Gefäßdurchlässigkeit erhöht, was eine Schwellung hervorruft (Ödem), und eine Entzündung angeregt. Erstaunlich ist, dass Sie nicht sofort Schmerzen spüren. Es dauert, weil erst durch eine Enzymkaskade Bradykinin aktiviert wird, das jenen Schmerz erzeugt, den Sie deshalb erst nach einiger Zeit bemerken.

Durch die Entzündung werden neutrophile Granulozyten schnell angelockt, um eine Wundinfektion zu verhindern. Ihnen folgen Monozyten, die sich vor Ort in Makrophagen verwandeln. Und auch Lymphozyten eilen herbei. Sie alle halten die Entzündung so lange aufrecht, bis keine Erreger mehr vorhanden sind, um die Wunde zu infizieren. **Entzündung ist die Kampfstrategie unseres Immunsystems!**

Gleichzeitig beginnen die Makrophagen mit der Aufräumarbeit im zerstörten Gewebe. Dabei bilden sie folgende Zytokine: TGF-β1, FGF (fibroblast growth factor), IL-10, VEGF, PDGF. FGF und PDGF stimulieren die Neubildung von Bindegewebszellen (Fibroblasten). FGF und VEGF stimulieren die Neubildung der kleinen Gefäße, um die Nährstoffversorgung des Gewebes zu gewährleisten. TGF-β1 regt die Kollagensynthese an, um die Haut zu erneuern.

Für die Wundheilung werden auch noch TH2-Zellen gebraucht, weil sie das entscheidende Zytokin IL-13 bilden müssen, wodurch sich Fibroblasten und Kollagen vermehren. So wird die Wunde verschlossen.

Man kann sich vorstellen, dass diese Aktivitäten der Zellen im Wundbereich ungefähr so chaotisch aussehen, wie wenn Sie mit einem Ast in einen Ameisenhaufen stechen. Die Ameisen rennen scheinbar wirr umher, kennen aber sehr genau den Ablauf der Reparatur ihres Heims. In beiden Fällen braucht es aber Zeit, bis alles wieder so hergestellt ist, als wäre nichts passiert. Darum heilen Wunden eben (leider) nicht über Nacht.

Dendritische Zellen (DC): patroullieren wie Polizisten und überwachen ihre Umgebung. Erkennen sie Fremdkörper, so nehmen sie diese auf (Phagozytose) und transportieren sie zum nächstgelegenen Lymphknoten. Dort übergeben sie den Fremdling an einen T-Lymphozyten, der eine Immunantwort auslöst.

Natürliche Killerzellen (NK): Wie schon ihr Name sagt, sind sie dazu fähig, virusinfizierte Zellen, Tumorzellen und durch Antikörper markierte Zellen zu töten. Interferone, die von Makrophagen gebildet werden, steigern die Aktivität der Natürlichen Killerzellen.

Mastzellen: sind besonders große Zellen, die in der Haut und den Schleimhäuten sitzen. Im Inneren der Zelle befinden sich viele Körnchen (Granula), die bei Kontakt mit einem Erreger innerhalb von Sekunden toxische Inhaltsstoffe frei-

DAS ANGEBORENE UND ERWORBENE IMMUNSYSTEM

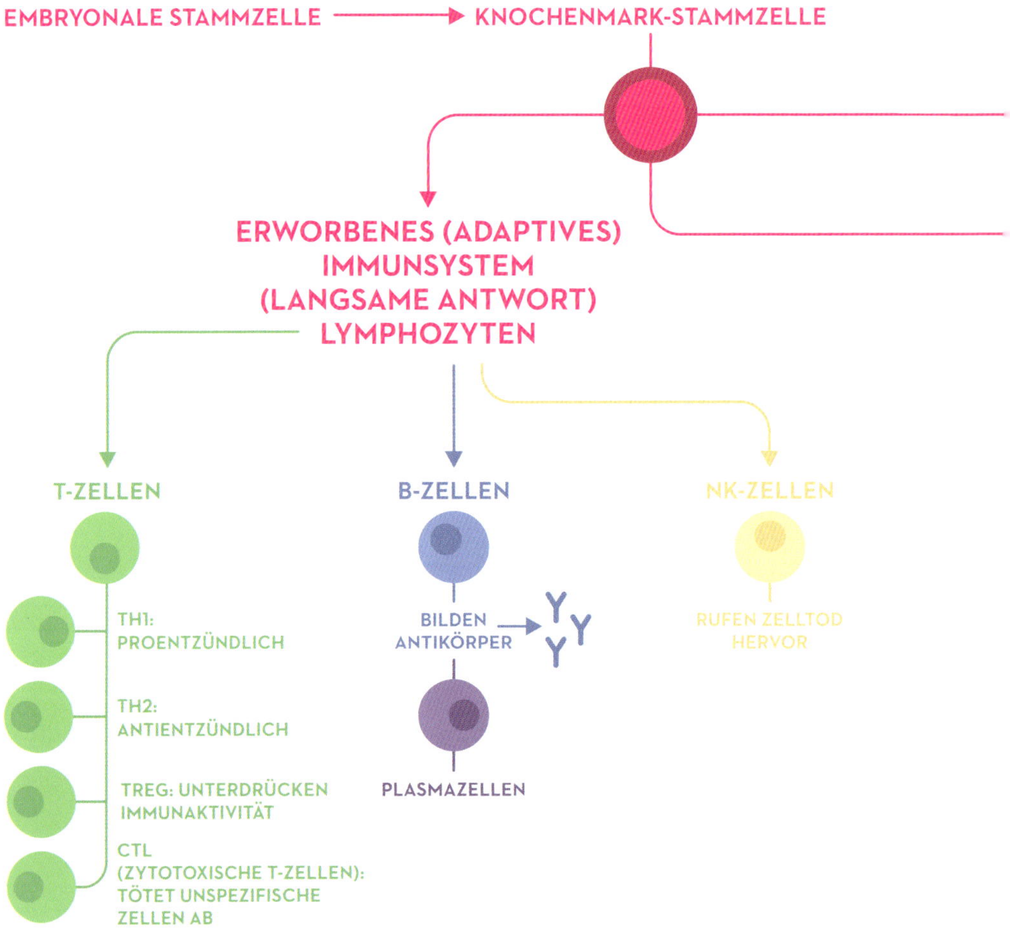

SO REAGIERT DAS ERWORBENE IMMUNSYSTEM AUF EIN ANTIGEN:

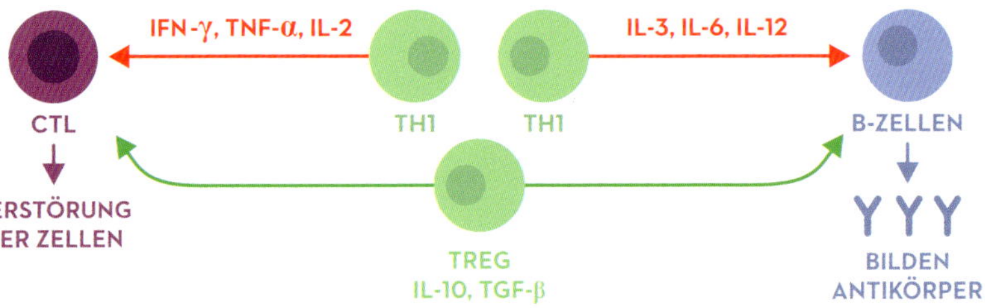

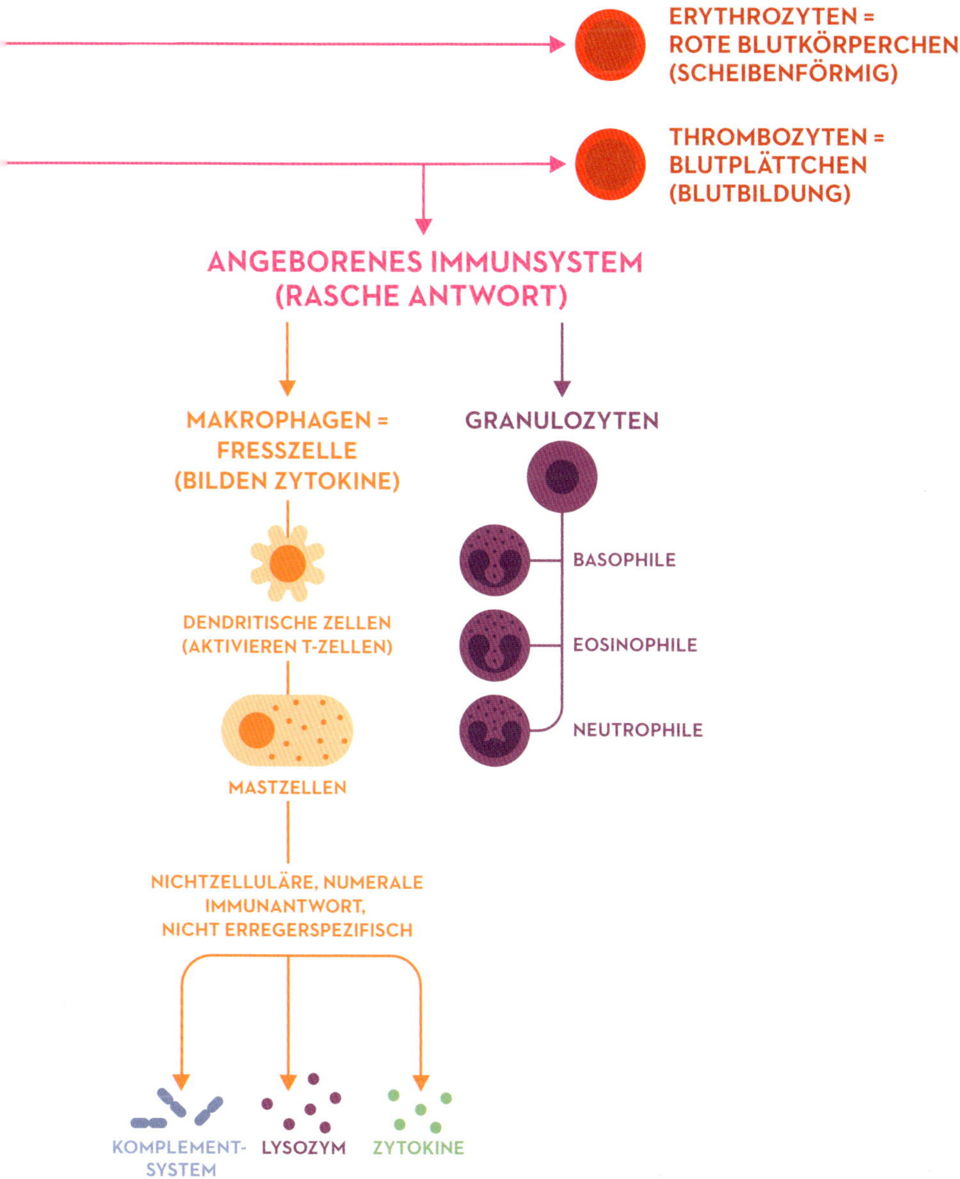

ABBILDUNG 13 Das adaptive Immunsystem

setzen. Sie setzen außerdem Zytokine frei, um weitere Zellen herbeizurufen und eine Entzündung zu starten. Mastzellen und eosinophile Granulozyten spielen bei der Parasitenabwehr (z. B. Würmer) und allergischen Reaktionen eine wichtige Rolle.

Zur Aufrechterhaltung der Unversehrtheit jedes lebenden Organismus brauchen wir das Immunsystem. Neben den hier vorgestellten Zellen des angeborenen Immunsystems werden noch weitere Mechanismen wirksam, die im großen Konzert der angeborenen Abwehr mitspielen.

BARRIEREN GEGEN EINDRINGLINGE

An der Front gegen Eindringlinge steht unsere Haut außen sowie die Schleimhäute im Inneren. Ein ungefähr 70 Kilogramm schwerer Mensch wird von zirka 1,5 Quadratmetern Haut bedeckt. Die Schleimhäute würden ausgerollt fast ein Fußballfeld bedecken. Das bietet viel Angriffsfläche für einen Feind. Durch Verletzungen, Verbrennungen oder Durchblutungsstörungen kann es diesem gelingen, die Schichten der Haut, das Epithel, zu durchdringen.

Schleimhäute bzw. ihre Zellen sind über Tight Junctions, also Verbindungsstellen der einzelnen Zellen, verbunden. Eine dicke Schleimschicht (Mucus) stellt eine weitere Barriere her, z. B. im Dickdarm. Ihr Hauptbestandteil setzt sich aus großen Molekülen, die Proteine und diverse Zucker enthalten, zusammen (Glycoproteine). Sie soll die Besiedelung der Oberfläche mit Erregern verhindern. Über Störungen dieses Systems schreibe ich in den Kapiteln Fünf und Sechs.

ENZYME GEGEN BAKTERIENABWEHR

In den Drüsen des Magens, des Dünndarms, der Lunge und des Urogenitaltrakts sitzen spezialisierte Zellen, die einen chemischen Abwehrkampf führen, indem sie Proteine entwickeln. Diese Biowaffen heißen beispielsweise Defensine oder Opsonine und legen sich mit Bakterien, Pilzen und anderen Fremdkörpern an. Kommt es zu einer solchen Auseinandersetzung, kann dies im Blut als Akutphasenreaktion nachgewiesen werden. Dabei ist das CRP (C-reaktives Protein) ein Marker, den Sie auf Ihrem Laborzettel finden.

DAS KOMPLEMENTSYSTEM (HUMORALER ANTEIL)

Wie eine Vorfeld-Kampftruppe agieren 25 Serumproteine, die Bakterien und andere Erreger aufgreifen, eliminieren, die betroffenen Angriffsstellen zum Entzündungsort umwandeln und dabei auch noch die körpereigenen Zellen schützen. Eine Meisterleistung, die so rasant innerhalb von Sekunden vonstattengeht, dass der Organismus sogar Angreifer zurückschlagen kann, deren Reproduktionszeit bei unter 20 Minuten liegt. Die Aktivierung dieses Systems läuft ähnlich wie bei der Blutgerinnung in Kaskaden ab. Das Finale der Attacke bildet der Membranangriffskomplex. Das klingt schon sehr nach asiatischer Kampfkunst. Dieser Membranangriffskomplex wird von den Komplementfaktoren C6, C7, C8, C9 gebildet und eliminiert die Krankheitserreger (Pathogene). Werden diese Abwehrmechanismen fehlgeleitet, kann es zu sehr schweren Reaktionen kommen. Dazu zählen unter anderen der anaphylaktische Schock (maximale allergische Reaktion), Autoimmunerkrankungen oder die Transplantatabstoßung.

Attacken auf körpereigene Zellen werden durch sogenannte Inhibitorproteine (inhibere steht lateinisch für anhalten, unterbinden) verhindert, von denen es sieben gibt. Sie fahren die Komplementkaskade zum Selbstschutz herunter. Nur die kernlosen roten Blutkörperchen und Blutplättchen (Erythro- und Thrombozyten) können keine Schutzproteine bilden und sind daher schutzlos.

DAS ERWORBENE (ADAPTIVE) IMMUNSYSTEM

Lymphozyten

Die Zellen des adaptiven Immunsystems heißen Lymphozyten. Es wird zwischen B- und T-Lymphozyten unterschieden. Beide nutzen an ihren Oberflächen Rezeptoren (Anbindungsstellen), um die Erreger zu erkennen. In seiner Entwicklung bildet jeder Lymphozyt in einer Art Zufallsprinzip einen Rezeptor aus, der nur ein ganz spezielles Antigen erkennt.

Antigene (AG) sind komplexe Moleküle eines Erregers, sie können z. B. Proteine, Fette (Lipide), Kohlenhydrate oder andere Substanzen wie Kunststoffe sein. Werden sie an einen Lymphozytenrezeptor gebunden, lösen sie eine Immunreaktion aus.

Wird ein Lymphozyt mit seinem Antigen konfrontiert, so vermehrt er sich z. B. in den Lymphknoten, um eine Armee seiner Zellen (Klone) zu erzeugen, deren Rezeptor genau auf dieses Antigen zugeschnitten ist. Damit kann er, anders als das unspezifische Immunsystem, punktgenau reagieren. Aber dieser Prozess dauert einige Tage. Es sind genau diese Tage, die Sie im Bett bleiben sollten, wenn Sie sich einen fieberhaften Infekt eingefangen haben.

B-Zellen

B-Zellen reifen im Knochenmark. Ihr Vermögen liegt in der Bildung von Antikörpern (AK), die Pathogene entweder direkt ausschalten oder den Zellen des angeborenen Immunsystems dabei helfen. Im Verlauf einer Immunreaktion verwandeln sich die B-Lymphozyten in Plasmazellen, die große Mengen Antikörper

(Immunglobuline) in die Körperflüssigkeiten entsenden. Arbeiten sie auf Hochtouren, können sie bis zu 2.000 AK-Moleküle pro Sekunde, zuerst IgM, danach spezialisierte wie IgG, produzieren. Antikörper bzw. Immunglobuline finden Sie z. B. als IgG, IgM auf Ihrem Laborbefund. Antikörper haben eine Y-Form, ihre Seitenarme sind für die Bindung an Antigene zuständig (Rezeptoren). Diese Erkennungsstellen sind so hoch spezifisch, dass Menschen geschätzt 10^6 unterschiedliche Antikörperspezialisierungen besitzen. Ihr Stamm löst eine Immunreaktion aus, die zur Neutralisierung des Erregers führt. Dabei wird auf die bereits erwähnte Komplementkaskade zurückgegriffen.

Antigen (AG)
Körperfremdes Eiweiß (Protein), wogegen das Immunsystem Antikörper bildet. Der Begriff „Gen" hat aber nichts mit Genetik zu tun, daher ist diese Abkürzung etwas irreführend. Sie hat sich aus dem englischen Begriff „antibody generating" (Antikörper erzeugend) entwickelt. Antigene sitzen an der Oberfläche der Proteine und passen auf die Rezeptoren der Antikörper wie ein Schlüssel zum Schloss.

Die Immunglobuline
IgA: erste Barriere an Schleimhautoberflächen, in der Muttermilch (Nestschutz)
IgM: erster Antikörper, Hinweis auf eine frische Infektion
IgG: höchst spezifischer Antikörper, z. B. in der Plazenta (Nestschutz)

T-Zellen
T-Zellen reifen im Thymus, daher das T. Diese Reifung wird streng überwacht, um keine Autoimmunprozesse zu entwickeln. Durch einen spezifischen Rezeptor (TCR) erkennen sie ein Antigen, dieses muss jedoch durch eine spezielle antigenpräsentierende Zelle angeboten werden (Makrophagen, Monozyten, DC). Um eine stabile Bindung zu ermöglichen, braucht es die Zusammenarbeit mit zwei Hilfsproteinen, den sogenannten CD4 und CD8.

T-Helferzellen
T-Lymphozyten, die das Merkmal CD4 tragen, sie machen im Blut zwischen 27 und 52 Prozent der Lymphozyten aus. Sie unterstützen B-Lymphozyten und Zellen des angeborenen Immunsystems bei der Abwehr, indem sie Zytokine wie IL-2 und IFN-γ produzieren. T-Zellen mit CD4 scheinen eine entscheidende Rolle in der Immunantwort auf SARS-CoV-2 zu spielen.

T-Helferzellen haben zwei Subgruppen:
TH1: Sie regulieren entzündliche Prozesse und Erregerabwehr, besonders Bakterien.
TH2: Durch Bildung von Zytokinen wie IL-10 und TGF-α wirken sie den durch TH1 ausgelösten Entzündungsprozessen entgegen.
Bei einer Infektion mit dem HI-Virus kommt es zu einem Befall aller CD4-Zellen, was zu dieser massiven Immunschwäche führt.

Regulatorische T-Zellen (Treg)
T-Lymphozyten, die das Merkmal CD8 tragen, können in bestimmten Situationen die Aktivierung des Immunsystems unterdrücken. Daher tragen sie auch den Namen Suppressor-Zellen. So beeinflussen sie die Selbsttoleranz und wirken Autoimmunerkrankungen und Allergien entgegen. Sie haben großen Einfluss auf Abstoßungsreaktionen bei Organtransplantationen oder Abortus.

Das Gleichgewicht zwischen CD4 (T-Helferzellen) und CD8 (Treg) ist im Blut nachweisbar (Leukozytentypisierung, Immunstatus) und gibt z. B. bei Erhöhung Auskunft über Autoimmunerkrankungen wie rheumatoide Arthritis oder Multiple Sklerose (MS). Zu niedrige CD4-Werte zeigen einen Immundefekt (z. B. HIV).

Zytotoxische T-Zellen (CTL)
Eine Untergruppe der Tregs, häufig Killerzellen genannt, aber diese Bezeichnung ist veraltet. Sie töten virusinfizierte und Tumorzellen ab. Dieser Vorgang ist sehr interessant, denn würde er unter Menschen ablaufen, gäbe es Gefängnis. Er nennt sich Apoptose und ist im Wesentlichen ein assistierter Selbstmord der Zelle, der keine Entzündung hervorruft.

Die zytotoxischen T-Zellen arbeiten dabei sehr selektiv, das heißt sie zerstören nur jene Zellen, die mit den Krankheitserregern befallen sind. Dadurch bleibt der Organismus weitestgehend geschont. Würden die T-Zellen nicht so selektiv arbeiten, käme es zu erheblichen Schäden im Gewebe und im Laufe der Zeit zu einer Schwächung des Immunsystems.

In diesem Abschnitt wird sehr gut sichtbar, was in der Chinesischen Medizin mit der Harmonie von Yin und Yang gemeint ist. Die Natur hat vorgesehen, jedem Akteur einen Gegenspieler bereitzustellen. Damit können die Kräfte ausgeglichen werden, die Balance = Gesundheit ist gewährleistet.

DAS IMMUNOLOGISCHE GEDÄCHTNIS

Nach Erstkontakt mit einem Pathogen und der Erstreaktion darauf werden sogenannte Gedächtniszellen gebildet. Bei einem neuerlichen Angriff kann so viel rascher reagiert werden:

B-Gedächtniszellen (B-memory cells): sitzen in Lymphknoten und Milz
T-Gedächtniszellen (T-memory cells): zirkulieren im Blut, im Gewebe und den Lymphorganen (z. B. Milz, Knochenmark, Mandeln …)

DIE FAMILIE DER ZYTOKINE

Diese Gruppe von regulatorischen Proteinen dient der Signalübertragung zwischen Zellen und steuert ihre Reifung und Entwicklung. Zytokine werden u. a. von Makrophagen, B-Lymphozyten, T-Lymphozyten, Natürlichen Killerzellen (NKs) und Fibroblasten gebildet. Diese Auflistung ist nur zur Darstellung der Vielfältigkeit gedacht. Einige dieser Interleukine genannten Akteure haben Sie in den vorigen Kapiteln immer wieder getroffen, sie sind bereits alte Bekannte.

EINTEILUNG DER INTERLEUKINE

IL-1: gebildet vor allem von Makrophagen, bewirkt akute Entzündungsreaktion; regt Produktion von Zytokinen an (Chemokinproduktion) und rekrutiert dadurch Leukozyten.
IL-2: gebildet von aktivierten T-Helferzellen; stimuliert Wachstum weiterer T-Helferzellen und zytotoxischer T-Zellen (CTL).
IL-3: gebildet von T-Zellen; fördert Wachstum und Differenzierung von blutbildenden Stammzellen im Knochenmark.
IL-4: gebildet von TH2-Helferzellen; regt Wachstum von B-Zellen an; fördert die Synthese von IgE und IgG.
IL-5: gebildet von TH2-Helferzellen; fördert Differenzierung von B-Zellen; fördert die Synthese von IgA; stimuliert Produktion und Aktivierung von eosinophilen Granulozyten.
IL-6: gebildet von T-Helferzellen und Makrophagen; stimuliert Produktion von Akute-Phase-Proteinen (CRP) und Immunglobulinen.
IL-7: gebildet von Fibroblasten und Endothelzellen; wirkt als Wachstumsfaktor für die Bildung von Lymphozyten im Knochenmark.
IL-8: gebildet von Makrophagen; wichtiger chemotaktischer Faktor für neutrophile Granulozyten; wird selbst angeregt durch Tumornekrosefaktor oder IL-1.
IL-9: gebildet von T-Zellen; stimuliert bestimmte T-Helferzellen.
IL-10: gebildet von regulatorischen T-Zellen; hemmt Wirkungen aktivierter T-Zellen und bremst damit die Produktion von Interferon-γ (Zytokinsynthese-Inhibitor).
IL-11: gebildet von Fibroblasten des Knochenmarks; stimuliert Bildung von Megakaryozyten (Vorläuferzellen der Thrombozyten).
IL-12: gebildet von B-Zellen und Makrophagen; aktiviert NKs und TH1-Zellen.

IL-13: gebildet von TH2-Helferzellen; fördert humorale Immunität durch Stimulation von B-Lymphozyten.
IL-14: gebildet von aktivierten B-Lymphozyten; wirkt auf andere B-Zellen.
IL-15: gebildet von mononukleären Zellen; wirkt auf T-Zellen.
IL-16: gebildet v. a. von CD8+T-Zellen; blockiert Vervielfältigung des HI-Virus in CD4+Lymphozyten.
IL-17: gebildet von CD4+Lymphozyten; regt die Ausschüttung von IL-6 an.
IL-18: wichtiger Entzündungsvermittler.

Mittlerweile existieren eine ganze Reihe an gentechnisch hergestellten Interleukinen, die in der Immuntherapie verschiedener Erkrankungen zum Einsatz kommen, zum Beispiel in der Krebstherapie.

DIE INTERFERONE

Interferone sind eine Familie von einigen eng miteinander verwandten Proteinen, die von verschiedenen Zelltypen als Antwort auf virale Infektionen gebildet werden.
Interferon-alpha (IFN-α): IFN-α hat vorwiegend eine antivirale Wirkung. Es wird zur Behandlung der Hepatitis B und C sowie bei schwarzem Hautkrebs (malignes Melanom) eingesetzt. Derzeit sind 13 Interferon-alpha-Varianten bekannt.
Interferon-beta (IFN-β): ist ein Glycoprotein. Es wird klinisch zur Therapie der Multiplen Sklerose (MS) eingesetzt.
Interferon-gamma (IFN-γ): wird zur Therapie von rheumatoider Arthritis eingesetzt.
Nebenwirkungen: Da es sich bei den Interferonen um starke Immunmodulatoren handelt, können sie Symptome hervorrufen, die denen von Grippe sehr ähnlich sind.

DER TUMORNEKROSEFAKTOR (TNF-α)

Der Tumornekrosefaktor (TNF-α) ist ein multifunktionaler Signalstoff des Immunsystems (Zytokin), der an Entzündungsprozessen beteiligt ist. Der Tumornekrosefaktor (TNF) wird hauptsächlich von Makrophagen, jedoch zu einem geringen Anteil auch von Mastzellen, Lymphozyten, Endothelzellen, Herzmuskelzellen, Fibroblasten, Nervenzellen und Fettzellen gebildet. TNF hat unterschiedliche Wirkungen auf den Hypothalamus im Gehirn:

- Ausschüttung von Corticotropin-Releasing-Hormon (CRH)
- Appetitminderung
- Auslösen von Fieber

- auf die Leber: Akute-Phase-Proteine werden vermehrt ausgeschüttet, Insulinresistenz wird erhöht
- auf Makrophagen: stimuliert zur Phagozytose
- auf anderes Gewebe: steigert die Insulinresistenz

Eine Überproduktion von TNF-α wird bei einigen Tumorpatienten gefunden, weshalb es als sogenannter Tumormarker in der Diagnostik eingesetzt wird. Da TNF-α Entzündungsprozesse auslöst, ist er auch an Autoimmunerkrankungen wie rheumatoider Arthritis, Morbus Crohn, Spondylitis (Gelenkversteifung), Schuppenflechte (Psoriasis) beteiligt. Die Therapie dieser Krankheitsbilder kann durch einen TNF-α-Blocker erfolgen. Diese als Biologika bezeichneten Arzneien werden bei den genannten Erkrankungen eingesetzt.

IMMUNOLOGIE BEI SARS-COV-2

Nachdem Sie jetzt die wichtigsten Mitspieler der Immunregulation kennengelernt haben, möchte ich ein paar dieser Begriffe anhand von SARS-CoV-2 anwenden. Das Virus zählt wie z. B. Influenza A oder Hepatitis C zu den RNA-Viren, was bedeutet, dass sein Erbmaterial aus Ribonukleinsäure (RNA) besteht. Es ist von einer Fettschicht (Lipide) umhüllt, was es gegen Seife und Alkohol empfindlich macht. Daher die Empfehlung, die Hände zu waschen. Die Übertragung erfolgt über Tröpfchen aus dem Nasen-Rachen-Raum, daher bietet eine Maske Schutz vor Ansteckung.

Kommt es durch eine hohe Dichte an Viren in diesen Tröpfchen, also eine hohe Viruslast, zu einer Infektion, dann wird das Immunsystem aktiviert. Dabei spielen B- und T-Lymphozyten gleichzeitig eine Rolle. B-Zellen bilden zuerst IgA- und IgM-Antikörper (fünfter bis siebter Tag), später IgG-AK (siebter bis zehnter Tag). Gleichzeit kommt es auch zur Aktivierung von virusspezifischen CD4- und CD8-T-Zellen.[80]

Bei schweren Verläufen sind hohe Viruskonzentrationen als sogenannter Virustiter nachzuweisen. Gleichzeitig sind Zellen des angeborenen Immunsystems durch Fehlregulation der Zytokine nur in niedrigen Konzentrationen zu finden.[81]

Die Menge der IgA- und IgG-Antikörper sowie die Reaktion der CD4-T-Zellen scheint ausschlaggebend für die Möglichkeit zu sein, das Virus einzudämmen.

ZYTOKINSTURM

Der Zytokinsturm ist eine lebensgefährliche Überreaktion des Immunsystems auf Proteine. Dabei reagieren besonders T-Zellen und Makrophagen mit einer überschießenden Produktion von Zytokinen der Klasse IL-1, IL-6 und TNF-α als Abwehr gegen den Eindringling. Die sich dabei entwickelnde Entzündung kann bis zum Organversagen führen. Dies ist bei dem durch SARS-CoV-2 hervorgerufenen ARDS (Acute Respiratory Distress Syndrome) der Fall, wenn Covid-Patienten unter akuter Atemnot, Schocklunge oder akutem Lungenversagen leiden.

Ungefähr 30 Prozent von uns Menschen stecken sich alle zwei bis drei Jahre mit einem der vier harmlosen Coronaviren an, wie sie in Kindergärten zur Schnupfennase führen. Die Symptome sind dabei klassische Infekte mit Kopf- und/oder Halsschmerzen, Schnupfen, Husten und der Verlauf ist lästig, aber harmlos. Im Rahmen dieser Infekte bildet das Immunsystem unter anderem T-Helferzellen aus.

Diese scheinen nach derzeitiger Datenlage als Gedächtniszellen Teile des SARS-CoV-2 erkennen zu können. Denn eine Eigenschaft der T-Helferzellen ist, dass sie nicht nur von einem passenden Erreger aktiviert werden können, sondern auch von einem sehr ähnlichen. Damit wird angenommen, dass es zwischen den T-Zellen der harmlosen Corona-Erkältungsviren und dem SARS-CoV-2 eine Kreuzreaktion gibt. Das würde erklären, warum bei einem Großteil der Infizierten keine oder nur sehr harmlose Symptome auftreten.[82]

LITERATURVERZEICHNIS

KAPITEL EINS

1 Nature; 2019 September 18; *Baby Biom Study*; P. Brocklehurst et al.

2 High Throughput; 2018 Dec; 7(4): 38; Published online 2018 Dec 11; doi: 10.3390/ht7040038; *The Prenatal Microbiome: A New Player for Human Health*; V. D'Argenio

3 Korean Journal of Pediatrics; Published online 2017 Oct 20; doi: 10.3345/kjp.2017.60.10.307; *Fetal and preterm infant microbiomes: a new perspective of necrotizing enterocolitis;* Y.-S. Choi et al.

4 J Clin Invest; 2015 Mar 2; 125(3): 926–38; doi: 10.1172/JCI76304; *Gut/brain axis and the microbiota*; E.A. Mayer et al.

5 J Neurosci; 2010 Mar 10; 30(10): 3826–30; doi: 10.1523/JNEUROSCI.5560-09.2010; *Chronic Consumption of a High Fat Diet During Pregnancy Causes Perturbations in the Serotonergic System and Increased Anxiety-like Behavior in Nonhuman Primate Offspring*; E.L. Sullivan et al.

6 High Throughput; 2018 Dec; 7(4): 38; Published online 2018 Dec 11; doi: 10.3390/ht7040038; *The Prenatal Microbiome: A New Player for Human Health*; V. D'Argenio

KAPITEL ZWEI

7 Epigenetics. 2016 Mar; 11(3): 205–215; *Epigenome-Microbiome crosstalk: A potential new paradigm influencing neonatal susceptibility to disease*; Rene Cortese et al.

8 Journal für Klinische Endokrinologie und Stoffwechsel; 2015; 8 (2), 52–53; *Ein Hormon stellt sich vor: Irisin*; A. Fenzl, F.W. Kiefer

9 Journal Biological Psychiatry; Volume 83, Issue 2; 15 January 2018; Pages 148–159; *Infant Gut Microbiome Associated with Cognitive Development;* A.L. Carlson et al.

10 Nature Communications; 2016; Published 26 January 2016; Article number: 10410; *Intestinal microbiome is related to lifetime antibiotic use in Finnish pre-school children*; K. Korpela et al.

11 *The Lancet Infectious Diseases*, Daten auch unter EARS-Net

12 Science Translational Medicine; 22 Jul 2015; *Fitness cost of antibiotic susceptibility during bacterial infection*; D. Roux et al.

13 Science Translational Medicine; 22 Jul 2015; *Modulation of Gut Microbiota and Probiotic Species;* E. Mayer

14 Genome Medicine; 2016; Volume 8, Article number: 77; *The early infant gut microbiome varies in association with a maternal high-fat die*; D.M. Chu

15 PLOS ONE; 2013; doi: https://doi.org/10.1371/journal.pone.0067544; *Oesophagostomum dentatum Extract Modulates T Cell-Dependent Immune Responses to Bystander Antigens and Prevents the Development of Allergy in Mice*; I. Schabussova et al.

16 Nature; 2020; doi: 10.1038s41586-020-2598-9; *SARS-CoV-2-reactive T-cells in healthy donors and patients with COVID-19;* J. Braun, L. Loyal, M. Frentsch et al.

17 Science; 6 Nov 2020; *Preexisting and de novo humoral immunity to SARS-CoV-2 in humans*; W. Kevin

18 PLOS ONE; 2013; doi: https://doi.org/10.1371/journal.pone.0072666; *The Influence of Childhood Aerobic Fitness on Learning and Memory*; L. Raine et al.

19 Journal of Behavioral Nutrition and Physical Activity; 2015; 12:112; *Körperliche Aktivität fördert Knochenentwicklung bei Kindern*; A. Wirsing

20 J Behav Nutr Phys Activity 5, 10; *Physical education, school physical activity, school sports and academic performance;* F. Trudeau, R.J. Shepard

21 *Functional Neuroimaging in Exercise and Sport Sciences*; New York; 2012; H. Boecker, C. Hillman et al.

KAPITEL DREI

22 JAMA Pediatrics; 2020; 175(2): 143–156. doi: 10.1001/jamapediatrics.2020.4573; *Susceptibility to SARS-CoV-2 Infection Among Children and Adolescents Compared With Adults; A Systematic Review and Meta-analysis*; R.M. Viner et al.
23 Science; 6 Nov 2020; Vol. 370, Issue 6517; pp. 691–697; doi: 10.1126/science.abd7672; *Epidemiology and transmission dynamics of COVID-19 in two Indian states*; R. Laxminarayan et al.
24 Lancet Diabetes Endocrinol; 2020 Sep; 8(9): 746–747; doi: 10.1016/S2213-8587(20)30269-2; *Obesity in Mexico: rapid epidemiological transition and food industry interference in health policies*; S. Barquera, J.A. Rivera
25 Physiol Rev; 2007 Jul; 87(3): 873–904; doi: 10.1152/physrev.00041.2006; *Physiology and neurobiology of stress and adaptation: central role of the brain*; B.S. McEwen
26 Nature; 2012 Jan 18; 481(7382): 511–5; doi: 10.1038/nature10758; *Exercise-induced BCL2-regulated autophagy is required for muscle glucose homeostasis*; C. He et al.
27 Cell; 2008 Jan 11; 132(1): 27–42; doi: 10.1016/j.cell.2007.12.018; *Autophagy in the Pathogenesis of Disease*; B. Levine, G. Kroemer
28 Can J Psychiatry; 2016 Apr; 61(4): 204–213; *Posttraumatic Stress Disorder: Does the Gut Microbiome Hold the Key?*; S. Leclercq, P. Forsythe, J. Bienenstock
29 Clinical Epidemiology; 2014 Feb 4; 6: 71–80; doi: 10.2147/CLEP.S40245; *The epidemiology of irritable bowel syndrome*; C. Canavan et al.
30 World Journal of Gastroenterology; 2016 Feb 21; 22(7): 2219–41; doi: 10.3748/wjg.v22.i7.2219; *Gut microbiota role in irritable bowel syndrome: New therapeutic strategies*; E. Distrutti et al.
31 Obes Res; 1995 Nov; 3 Suppl 4: 477S–480S; doi: 10.1002/j.1550-8528.1995.tb00215.x; *Brain serotonin, carbohydrate-craving, obesity and depression;* R.J. Wurtman, J.J. Wurtman
32 Lancet Diabetes Endocrinol; 2020 Sep; 8(9): 746–747; doi: 10.1016/S2213-8587(20)30269-2; *Obesity in Mexico: rapid epidemiological transition and food industry interference in health policies*; S. Barquera, J.A. Rivera
33 Cell; 2018 Jan 11; 172(1–2): 162–175.e14; doi: 10.1016/j.cell.2017.12.013; *Western diet triggers NLRP3-dependent innate immune reprograming*; A. Christ et al.
34 Eur J Dermatology; May–Jun 2006; 16(3): 251–3; *Higher body mass index is a significant risk factor for acne formation in schoolchildren*; M.-C. Tsai et al.
35 JAMA Dermatol; 2020 Aug 1; 156(8): 854–862; doi: 10.1001/jamadermatol.2020.1602; *Association Between Adult Acne and Dietary Behaviors*; L. Penso et al.
36 Exp Dermatol; 2010 May; 19(5): 401–5; doi: 10.1111/j.1600-0625.2009.01060.x; *Is there a 'gut-brain-skin axis'?;* P. Arck et al.
37 Das Buch des Gelben Kaisers; Reine Fragen (Huang Di Nei Jng Su Wen) Kap. 10
38 The New England Journal of Medicine; 2020; 383: 369–378; doi: 10.1056/NEJMra1816604; *Coffee, Caffeine and Health*; July 23 2020; R.M. van Dam et al.

KAPITEL VIER

39 Emerg Infect Dis; 2014 Nov; 20(11): 1961; doi: 10.3201/eid2011.141052; *Missing Microbes: How the Overuse of Antibiotics Is Fueling Our Modern Plagues;* M.J. Blaser
40 Journal of Neuroscience; 21 May 2014; 34 (21) 7067–7076; doi: https://doi.org/10.1523/

JNEUROSCI.0252-14.2014; *Gut Vagal Afferents Differentially Modulate Innate Anxiety and Learned Fear*; M. Klarer et al.
41 Mol Psychiatry; 2017 Jan 31; doi: 10.1038/mp.2016.264; *Selective increase of cerebrospinal fluid IL-6 during experimental systemic inflammation in humans: association with depressive symptoms*; H. Engler, P. Brendt et al.
42 Das Buch des Gelben Kaisers; Reine Fragen (Huang Di Nei Jng Su Wen) Kap. 8
43 The Scientific World Journal; 2014; *The Antiproliferative and Apoptotic Effects of Sirtinol, a Sirtuin Inhibitor on Human Lung Cancer Cells by Modulating Akt/β-Catenin-Foxo3A Axis*; Y. Fong et al.
44 Resveratrol enhances TNF-α production; Biochem. Biophys. Acta 2013; G.A. Gualdoni et al.; *Curcumin, inflammation, ageing and age related desease*; Immunity and ageing 2010; E. Sikora et al.
45 PloS Biology; 2009; doi: 10.1371/journal.pbio.1000229; *Intracellular serotonin modulates insulin secretion from pancreatic beta-cells by protein serotonylation*; N. Paulmann, M. Grohmann et al.
46 Quelle: Medscape.com
47 Nature Communications; 2014; doi: 10.1038/ncomms5172; *Chronic inflammation induces telomere dysfunction and accelerates ageing in mice*; D. Jurk et al.
48 Journal of American College of Cardiology; 02.10.2017; Volume 70, No. 15; *The Importance of Breakfast in Atherosclerosis Disease*; I. Uzhova et al.
49 Circulation; 2013; 128: 337–343; *Prospective Study of Breakfast Eating and Incident Coronary Heart Disease in a Cohort of Male US Health Professionals*; L.E. Cahill et al.

KAPITEL FÜNF

50 Science; Published on 17 January 2020; 367(6475): 250–251; doi: 10.1126/science.aaz3834; *Are noncommunicable diseases communicable?;* B.B. Finlay and CIFAR
51 Oxford University Press; 2015; *Microbiota and the gut brain axis*; J. Bienenstock et al.
52 Neurochemical Research; 2016; *The gut-brain axis, BDNF, NMDA and CNS disorders;* R. Maqsood et al.
53 British Medical Journal; Volume 70, Issue 4; *Gut microbiota composition reflects disease severity and dysfunctional immune responses in patients with COVID-19*; Y.K. Yeoh et al.
54 Nature Reviews Gastroenterology & Hepatology; 2017; Volume 14, 9–21; *The intestinal epithelial barrier: a therapeutic target?*; M.A. Odenwald
55 Nature; 2015 Mar 5; 519(7541): 92–96; *Dietary emulsifiers impact the mouse gut microbiota promoting colitis and metabolic syndrome;* B. Chassaing, A.T. Gewirtz
56 JACI; 2008 Jun; 121(6): 1301–8; quiz 1309–10; doi: 10.1016/j.jaci.2008.04.025; *The role of protein digestibility and antacids on food allergy outcomes*; E. Untersmayr, E. Jensen-Jarolim
57 Pediatric Allergy Immunol; 2013 Sep; 24(6): 582–8; doi: 10.1111/pai.12103; *Development of food allergies in patients with gastroesophageal reflux disease treated with gastric acid suppressive medications;* A. Trikha et al.
58 JACI, 2017, doi: https://doi.org/10.1016/j.jaci.2016.09.048; *Meta-analysis: risk for childhood asthma and allergies and acid suppression during pregnancy*; R.E. Devine et al.
59 Eur J Immunol; 2003 Feb; 33(2): 512–21; doi: 10.1002/immu.200310027; *Estradiol enhances primary antigen-specific CD4 T cell responses and Th1 development in vivo. Essential role of estrogen receptor alpha expression in hematopoietic cells*; A. Maret et al.

60 Journal of Cellular Physiology; 2008; doi: https://doi.org/10.1002/jcp.21221; *Induction of regulatory T cells by physiological level estrogen*; P. Tai et al.

61 British Medical Journal; Volume 80, Issue 1; *Preliminary predictive criteria for COVID-19 cytokine storm*; R. Caricchio et al.

62 Nature; 2020; *Sex differences in immune responses that underlie COVID-19 disease outcomes*; T. Takahashi, M.K. Ellingson et al.

63 Laryngoscope; 2011 May; 121(5): 1104-7; doi: 10.1002/lary.21717; *Methylglyoxal-Infused Honey Mimics the Anti-Staphylococcus aureus Biofilm Activity of Manuka Honey: Potential Implication in Chronic Rhinosinusitis*; J. Jervis-Bardy et al.

64 bioRxiv; preprint server for biology; 2020; doi: https://doi.org/10.1101/2020.05.13.090514; *Stress-primed secretory autophagy drives extracellular BDNF maturation*; N.C. Gassen et al.

65 J Psychiatr Res.; 2016 Nov; 82: 109–18; doi: 10.1016/j.jpsychires.2016.07.019; *Transferring the blues: Depression-associated gut microbiota induces neurobehavioural changes in the rat*; J.R. Kelly, Y. Borre et al.

66 Science; Published on 17 January 2020; 367(6475): 250–251; doi: 10.1126/science.aaz3834; *Are noncommunicable diseases communicable?;* B.B. Finlay and CIFAR

67 Focus (Am Psychiatr Publ); Published online 2018 Jan; 16(1): 40–47; doi: 10.1176/appi.focus.20170042; *Qigong and Tai-Chi for Mood Regulation*; A. Yeung, J.S.M. Chan et al.

KAPITEL SECHS

68 Advances in Nutrition; 2019 Jul 1; 10(4): 696–710; doi: 10.1093/advances/nmz013; *The Role of Zinc in Antiviral Immunity*; S.A. Read et al.

69 Scientific Reports; 2020; Volume 10, Article number: 20191 (2020); *Analysis of vitamin D level among asymptomatic and critically ill COVID-19 patients and its correlation with inflammatory markers*; A. Jain et al.

70 BMJ 2020; 368; doi: https://doi.org/10.1136/bmj.m513; *Egg consumption and risk of cardiovascular disease: three large prospective US cohort studies, systematic review, and updated meta-analysis*; J.-P. Drouin-Chartier et al.

71 DNA no life instruction-journal of the Royal Society Interface and the journal BioEssays; 72; 2016 Dec 15; 375(24): 2349–2358; doi: 10.1056/NEJM; *Genetic Risk, Adherence to a Healthy Lifestyle, and Coronary Disease*; A.V. Khera, C.A. Emdin et al.

73 Nature scientific reports articles article; 26 February 2016; doi: 10.1038/srep22243; *The association between telomere length and cancer risk in population studies*; X. Zhu et al.

74 Antioxidants (Basel); 2017 Mar; 6(1): 15; Published online 2017 Feb 19; doi: 10.3390/antiox6010015; *Treating Cancer by Targeting Telomeres and Telomerase*; M. Ivancich et al.

75 bioRxiv; preprint server for biology; 2020; doi: https://doi.org/10.1101/2020.04.15.997254; *Analysis of SARS-CoV-2-controlled autophagy reveals spermidine, MK-2206, and niclosamide as putative antiviral therapeutics*; N.C. Gassen, J. Papies et al.

76 Journal of Neurogastroenterology and Motility; 2019 Jan; 25(1): 48–60; doi: 10.5056/jnm18087; *Brain-Gut-Microbiota Axis in Alzheimer's Disease*; K. Kowalski, A. Mulak

77 JAMA Intern Med; 2016; 176(6): 816–825. doi: 10.1001/jamainternmed.2016.1548; *Association of Leisure-Time Physical Activity With Risk of 26 Types of Cancer in 1.44 Million Adults*; S.C. Moore et al.

78 Ann Agric Environ Med; 2018 Jun 20; 25(2): 329–333; doi: 10.26444/aaem/85208; *Anti-inflammatory effect on genes expression after four days of Qigong training in peripheral mononuclear blood cells in healthy women.* W.-F. Półrola et al.

79 British Medical Journal; doi: http://dx.doi.org/10.1136/bmj.m2942; *Personal use of permanent hair dyes and cancer risk and mortality in US women: prospective cohort study;* Y. Zhang, E. Schernhammer

KAPITEL SIEBEN

80 Cell; 2020; 181(7): 1489–1501.e15; doi: 10.1016/j.cell.2020.05.015; *Targets of T cell responses to SARS-CoV-2 coronavirus in Humans with COVID-19 disease and unexposed individuals;* A. Grifoni, D. Weiskopf, S.I. Ramirez et al.

81 JAMA; 2020; 324(13): 1279–128; doi: 10.1001/jama.2020.16656; *COVID-19 and the Path to Immunity;* D.S. Stephens, M.J. McElrath

82 Nature; 2020; doi: 10.1038/s41586-020-2598-9); *SARS-CoV-2-reactive T cells in healthy donors and patients with COVID-19;* J. Braun, L. Loyal, M. Frentsch et al.

STICHWORTVERZEICHNIS

A

Abortus (Abstoßung) 40, 98, 113, 153
Abwehrmechanismen 12, 151
Abwehr-Qi 116
Abwehrsystem 15, 22
Abwehrzellen 20, 30, **60, 66f.**
Acht-Jahres-Zyklus 33, 95
Acute Respiratory Distress Syndrome (ARDS) 113, 157
Adiponektin 93f.
Adipositas 32, 70, 127
Adrenalin 30, 49, 52, 65ff., 88, 92
Akkermansia muciniphila 108
Akne **70f.**
Aktivität, körperliche **51**
Akupressur 96
Akupunktur 33f., 49, **53,** 56, 72, 86f., 96, 111
Akupunkturpunkt 42, 54, 75, 119, 136
akute Infekte (durch Viren) 103
Allergien 16, 20, 32, **47ff.,** 62, 83, 153
allergischer Schnupfen (Rhinitis) 49
allergisches Asthma 12
Alter 13, 20, 33f., 43, 46, 51f., 56, 62, 67, 70, 93, 95, 102, 114, **123,** 129, 134f., 137, 140
Alterungsprozess 15, **88ff.,** 124, 133
Alzheimer 88, 125, 129, 132f.
Anacardinsäure 128
Anämie 73
anaphylaktischer Schock 49, 151
Androgene 70
angeborenes (unspezifisches) Immunsystem 40, 68, **123, 146, 148f.,** 151
Angst 13, 47, 52, 74, 85, 106, 122, 138f.
Angstgefühle 80
Antibiotika **45ff.,** 84f., 109f.
Antidepressivum 91
Antigen (AG) 23, 40, 48, 50, 61f., 83, 103, 109, 112f., 123, 148, **151f.**
Antikörper (AK) 21, **23,** 28, 41, 50, 61f., 112, 147f., 151f.
    mütterliche A. 28, 41
Antioxidantien 89, **91**
Äpfel 105, 108, 125, 128f., 133
Apigenin **125**
Apoptose (Zelltod) 28, 90, 124, 132, 153
Appendix (Wurmfortsatz) 30
ARDS (Acute Respiratory Distress Syndrome) 113, 157
Asthma bronchiale 49
Asthma, allergisches 12
Astigmatismus 54
Atemmeditation (Qigong) 16, 26, 33, 57, 66, 76, 96, 99, 102, 119, **135, 139f.**
Atherosklerose (Gefäßverkalkung) 94
Aufmerksamkeitsdefizit-Hyperaktivitätsstörung (ADHS) 31
Aufregung 13, 34f., 80
Auge 54, 57, 81
    trockene Augen 54
Autismus-Spektrum-Störung 31
Auto-Antigene 123
Autoimmunerkrankung 16, 20, 47, 83, 88, 103, **112f.,** 123, 151, 153, 156
autonomes Nervensystem (ANS) 31, 63, 71, 85
Autophagie 67, **90,** 114, 116, 132

B

Bakterienabwehr **150**
Bakterienflora 29, 36
Bakterium Christensenella 45, 126
Ballaststoffe 82, 105f.
Bananen 85, 91
Basilikum 118
basophile Granulozyten **146**
Bauchschmerzen 46, 67f., 82, 96
Bauchweh (bei Kindern) **68**
BDNF (brain derived neurotrophic factor) 52, 83, 130f., 134
Beeren, rote 125
Beschwerden, psychische 80
Beta-Glukan **127**
Bewegung 14, 16, 26, 35, **51f.,** 54, **57,** 91f., 94, 102, 107, 125, 128, 134f., 139
Bewegungsmangel 51, 134
B-Gedächtniszellen (B-memory cells) 23, **154**

Bifidin **104**
Bifidobakterien 36, 42f., **45ff.,** 82, 85f., 104f., 108, 134
Bifidobacterium infantis 36, 42, **104**
bitteres Gemüse 57
Bitterschokolade 118
Bitterstoffe 74f., 106
Blähungen 82, 85, 109
Blase 27, 33, 75, 122, **136,** 138, **140f.**
Blasenentzündung 13, 56
Blau-Grün-Schwarz (Farbe) 141
Blumenkohl (Karfiol) 118
Blutdruckschwankungen 111
Blutfettwerte 92
Blut-Hirn-Schranke 31, 43, 133
Blutkörperchen, rote 91, 149, 151
Blutkörperchen, weiße **146**
Blutplättchen (Thrombozyten) 146, 148f., 151
blutstärkend 73
Blutuntersuchung 20, 86, 111
Blutzucker 71, 92, 125
Blutzuckerspiegel (BZ) 70f., **91f.,** 131
B-Lymphozyten **23,** 66, 112, 151f., 154f.
B-memory cells (B-Gedächtniszellen) 23, **154**
Body-Mass-Index (BMI) 63, **69f.**
braunes Fett **42, 93f.**
Breitbandantibiotika 46
Brokkoli 114, 125, 128
Brustkorb 16, 42, 76, 97, 116
B-Zellen 23, 30, 61, 123, 148, **151,** 154 ff.

C

calor (Hitze) 61
Capsaicin **125**
Cashewkerne 69, 85, 93, 128f.
CD4 (T-Helferzellen) 152f., 156
CD8 (Treg) 114, 152f., 156
Cellulite 99
Champignons 126, 133
Chemotaxis 61
Chicorée 57, 106
Chili 125
Christensenella 45, 126
chronische Entzündung 49, 88, 93, 110, 124, 133
chronische Nebenhöhlenentzündung 12
chronische Stressbelastung 66, 88, 92
chronische Überlastung **88**
chronischer Stress **66,** 88, 132
Colitis ulcerosa 82f., 108
Convenience Food 109
Cortisol 30, 32, 49, 52, 64ff., 88, 94, 132
Cortisolspiegel 67, 85
Cortisolausschüttung 91
Cortison 16
Covid-19, Vorbeugung **114**
Covid-Erkrankung bei Jugendlichen **62**
Cranberries 108, 129
Curcumin 90, **125**

D

Darmbakterien 15, 28, 31, **46,** 67f., 82f., **85, 103f.,** 107f., 123, 126, 133
Darmbarriere 47, **106ff.,** 110, 133f.
gestörte D. **110,** 112
Darmentwicklung 30
Darmerkrankung, entzündliche 82f., 86, 108, 110
Darmflora 29, 31, **36,** 43, 45ff., 67, 71f., **82–86,** 106, 108ff., 133
Darmhirn 30f.
Darm-Hirn-Achse 43f., 84
Darm-Hirn-Haut-Achse 71
Darm-Hirn-Mikrobiom-Achse 86
Darmmikroben 31, 46, 85f., 123
Darmmikrobiom 32, **43,** 69, 123
Darmschleimhaut 43, 47, 104, 107ff.
Demenz 123, 129, **133**
Dendritische Zellen (DC) **23,** 48, 61, **147,** 152
Depression 67ff., 85–88, 111, 116, 125, 131, 135
Diabetes 32, 46, 69, 75, 88, 91f., 94, 110, 123, 125, 131, 134
Diapedese 61
Dickdarm 27, 30, 68, 72, 81, 97, 102, 104ff., 115, **117f.,** 122, 141, 150
Die sechs heilenden Laute **57, 76, 99, 119, 142**

DNA 32f., 47, 89f., 127
Dopamin 52, 82f., 133
Drehschwindel 53
dunkle Schokolade 93
Dünndarm 27, 60, 68, 72, **74ff.,** 81, 87, 96, 115, 122, 141, 150
Durchfall 50, 106, 109, 138
Dysbiose 47, 82ff., 108, 134
Dysphorie 75

E
EGCG (Epigallocatechingallat) 90, **125,** 128
Eier 35, 69, **126f.**
Embryonalentwicklung 29
Endorphine 49, 65
Endotoxin 45
enterochromaffine Zellen (ECC) 85
Enterokokken **47,** 108
Enthaltsamkeit 16
Entspannung 14, 16, 30, 55, 139f.
entzündliche Darmerkrankung 82f., 86, 108, 110
Entzündung 13, 47, **60f.,** 71, 87ff., 112f., **147,** 150, 153, 156
  chronische E. 49, 88, 93, 110, 124, 133
Entzündungsparameter 66f.
Entzündungsreaktion 45, 61, 72, 113, 154
eosinophile Granulozyten **146,** 150, 154
Epigallocatechingallat (EGCG) 90, **125,** 128
Epigenetik 15, 32, 45, 56, 90
epigenetische Signale 33, **128**
Epigenom **32f.**
Erde-Element 34, 79–99, 115, 137
Erde-Phase **95f.**
Erdnüsse 49, 90f., 93, 114, 125
Ernährung 14, 16, 35, 47, 54f., **57,** 66, **68–72,** 84, 89, 98, 105, 109, 115, 125–130, 134
Erschöpfung 12, 80, 88
erworbenes (adaptives) Immunsystem 21, **40,** 61, **148, 151**
Erythrozyten 149
Escherichia coli Nissle (EcN) **47**
Euphorie 75

F
Farbe Grün **57**
Farbe Rot 73
Farbe Blau-Grün-Schwarz 141
Farbe Gelb 98
Farbe Weiß **118**
Fast Food 63, **68f.,** 71, 103, 109, 130
Fazialisparese (Gesichtslähmung) 53
Fett, braunes **42, 93f.**
Fettleber 88, 131
Fettleibigkeit 32, 70, 125
Fettsäuren, ungesättigte 70, 105
Fettverbrennung 42
Feuer-Element 31, 59–76
Feuer-Phase 66, **72f.,** 75
Fibroblasten 147, 154f.
Fibromyalgie 86ff., 97, 111
Fibromyalgie-Syndrom 86
Fieber 50, 60, 62, 72, 88, **155**
Fieberblasen (Herpes simplex) 12, 126
Firmicutes **105f.**
Fisch 26, 29, 35, 69, 105, 114, 118, 130, 140
Fleischprodukte 45
Flow 52, 54
Fluchtverhalten **65**
Fötus 28, **32, 34f.,** 97f., 123, 136
freie Radikale 89
Fresszellen 30, 50, 110, 123, 146, 149
Fructose 97, 105
Frustesser 93
fünf Wandlungsphasen 13, 122, 137

G
GABA (Gamma-Aminobuttersäure) 82f.
Galega officinalis (Geißraute) 126
Gallenblasenmeridian 35, 53f., 57
Gastritis 96, 110
Gastro-Intestinal-Trakt (Magen-Darm-Trakt) 106
Geburt 29, 31f., **35f.,** 40f., 43, 47, 80, 122
Gedächtnis 13, 23, 51, 62, 68, 83, 130, **153**
Gefäßkrankheiten 69
Gefäßverkalkung (Atherosklerose) 94
Gehirn-Darm-Mikrobiom-Achse 133f.
Geißraute (Galega officinalis) 126

Gelb (Farbe) 98
Gelber Kaiser 12, 14f, 95, 117
Gemüse 35, **91,** 99, 105f., 130
bitteres G. 57
Gene 14f., **32f.,** 40, 47, 81, 90, 127f.
Genistein 90, 128
Gesichtslähmung (Fazialisparese) 53
gestörte Darmbarriere **110,** 112
Gesundheit, körperliche 15, 66f., 126
Gewürznelken 128
Ginseng 34
GI-Trakt 106
Gliederschmerzen 50
Gluten **68,** 97
glykämische Last (GL) 70f.
Gojibeere 35
Granulozyten 21, 30, **146,** 149
basophile G. **146**
eosinophile G. **146,** 150, 154
neutrophile G. **146f.,** 154
Grapefruit 128, 133
Grün (Farbe) **57**
grüner Tee 48, **90,** 105, 125, 128f.
Gui (Wasser) 33
gute Stimmung **52**

H

H2-Blocker 110
Haarwachstum 72
Haferflocken 69, 85, 105
Halsschmerzen 12, 157
Harmonie von Körper, Geist und Seele 55
Helicobacter pylori 81
Hering 114, 130
Herpes simplex (Fieberblasen) 126
Herz-Dünndarm-Gehirn-Achse 31
Herzinfarkt 69
Herzklopfen (Palpitation) 74
Herz-Kreislauf-Erkrankungen 46, 88, 123f., 127
Herz-Qi 75f.
Herzrhythmusstörungen 111
Hesperiden 128
Himbeeren 90
Hirn-Botenstoffe (Neurotransmitter) 82
Hirnleistung 51, 134
Histamin 30, 49, 97
Hitze 14, 50, 53–56, 60f., 72–76, 118, 122
Holz-Element 39–57, 116, 137
Holz-Phase **52**
Hormone 31, 36, 63, 65, 69, 93, 106
HPA-Achse (Hypothalamus-Hypophysen-Nebennieren-Achse) 63ff., 112
Hühnersuppe 35
Hygienehypothese 48
Hyperglykämie 92

I

IL-1 **154**
IL-10 148, **154**
IL-11 **154**
IL-12 148, **154**
IL-13 147, **155**
IL-14 **155**
IL-15 **155**
IL-16 **155**
IL-17 **155**
IL-18 **155**
IL-2 148, **154**
IL-3 148, **154**
IL-4 48, **154**
IL-5 **154**
IL-6 148, **154f.**
IL-7 **154**
IL-8 **154**
IL-9 **154**
Immungedächtnis (Memory-Funktion) 123
Immunglobulin A (IgA) 23, 30, 41, **152**
Immunglobulin G (IgG) 23, 28, 41, **152**
Immunglobulin M (IgM) 23, **152**
Immunglobuline 23, **152,** 154
Immunisierung, passive 41
Immunsystem, angeborenes (unspezifisches) **146, 148f.**
Immunsystem, erworbenes (adaptives) 21, **40,** 61, **148, 151**
Immuntherapie 113, 155
Immuntoleranz 62
Infektanfälligkeit **91**
Infekte (durch Viren), akute 103

Inflammasom 68f.
Ingwer 99, 118
Ingwerpulver 35
innere Spannung **53**
innere Unruhe 73, 111
Insulin **91f.,** 94, 131
Insulinresistenz 36, 67, 91–94, 111, **156**
Insulinsensitivität 93f.
Insulinspiegel 69, 71, 94
Insulinwirkung 91
Interferon 13, 23, 147, **155**
Interferon-alpha (IFN-α) 87, **155**
Interferon-beta (IFN-β) **155**
Interferon-gamma (IFN-γ) 146, **154f.**
Interleukin (IL) 23, 28, 61, 87, 132, **154f.**
Intervallfasten 91, 125, 131
Isoflavone 108

J

Jing 34f., 47, 135f.
Joghurt 46, 98, 104f.
Johannisbeeren 125, 128
Jugend 14, 59–76, 116, 135
Junkfood 70, 97f.

K

Kaffee 73, 75, 105, 110
Kaffeesäure 128
Kaiserschnitt 29, 32, 36
Kakaobohne 125, 128
Kälte 13f., 27, 34, 42, 55f., 60, 94, 96, 115, 118, 122, 138, 141
Kampfkunst (Wushu) 26
Kardamom 99
Karfiol (Blumenkohl) 118
Kefir 105
Kichererbsen 108, 133
Killerzellen, natürliche (NK) **23,** 66f., **147f.,** 153f.
Kimchi 105
Kinderwunsch 12, 98, 136, 138
Klimakterium 108
Koffein 75
Kolostrum (Vormilch) 41
Kontroll- und Aufbauzyklus 27
Konzentrationsmangel 111
Kopfschmerzen 50, 53, 80, 88, 111
körperliche Aktivität **51**
körperliche Gesundheit 15, 66f., 126
Kraft 14, 27, 33, 35, 40, 60, 65, 95, 97f., 116f., 137, 139f.
Krankheitserreger (Pathogene) 151
Kräuterseitlinge 133
Krebs 67, 92, 123f., 128
Kreuzreaktivität 112
Kummer 13, 35, 86, 96, 98, 117, 122
Kurkuma 125, 128

L

Laborzettel 13, 150
Lachs 114, 126, 130
Lactobacillus acidophilus 40, **46**
Lactobacillus plantarum **47,** 108
Laktobazillen (Milchsäurebakterien) 36, **104**
Laktose (Milchzucker) 41, 97, 104
Langzeitfolgen **88**
Lauch (Porree) 106, 118
Laune, schlechte 67
Leaky-Gut-Syndrom 85, **108f.,** 133
Lebensabschnitt 13
Lebensfreude 14, 16, 60, 117
Lebensführung, Yang Sheng 127
Lebenspflege, Yang Sheng **55,** 73
Lebenssituation 12, 17
Leberenergie 52
Leinöl 105, 130
Leistungsabfall 111
Leptin 93
Lernverhalten **51**
Leukozyten 146, 154
Lifestyle 128
Limbisches System 32, 63
Liu Zi Jue **57, 76, 99, 119, 142**
Lotossitz 135
Lunarmonat **34f.**
Lunge **115**
Lungen-Qi 116
Lycopene 128
Lymphknoten 48

Lymphopenie 123
Lymphozyten **151**
Lysin 35
Lysosome 67

M
Magen 98
Magen-Darm-Probleme 46
Magen-Darm-Trakt (Gastro-Intestinal-Trakt) 49, 83, 106
Magenprobleme 96
Magensäure 110
Makrele 126, 130
Makrophagen **146,** 149, 152, 154
Manukahonig **114**
Mastzellen **147**
Maulbeeren 90
Melatonin 106
memory cells 23, 154
Memory Function (Immungedächtnis) 123
Menstruationszyklus 34
Meridiane 96
Metabolisches Syndrom 88, **92**
Metall-Element 16f., 101–119, 138
Metall-Phase **115**
Methusalix-Gen **127**
Migräne 53, 111
Mikrobiom 67, **81**
Mikronährstoffe **132**
Milchsäurebakterien (Laktobazillen) 36, **104**
Milchzucker (Laktose) 41, 104
Milz 98
Mineralien 89
Minztee 76
Miso 105
Misosuppe 141
Mittelmeerkost 91
Monozyten 152
Morbus Crohn 82f., 108
mTOR 124, 131
mTOR-Blocker **125**
Mucus (Schleimschicht) 43, 107ff., 150
Müdigkeit 111
Mundgeruch 96
Musik **57**
Muskelkraft 135
Muskelschmerzen 50
Muskelverspannung 80
Mutter-Kind-Zyklus 137
Mutterkuchen (Plazenta) 28, 41, 152
mütterliche Antikörper 28, 41
mütterlicher Stress 32
Muttermilch **41**

N
Nachtblindheit 54
Nacken, steifer 53, 138
Nahrungsergänzungsmittel 89, 126
Nahrungsmittelunverträglichkeiten 82
Natto 114, 133
Naturgesetz 102
natürliche Killerzellen (NK) **23,** 66f., **147f.,** 153f.
Nebenhöhlenentzündung, chronische 12
Nervensystem, autonomes 31, 63, 71, 85
Nesselausschlag (Urticaria) 49
Nestschutz **41**
Neuralgie 53
Neurodermitis 12
Neuroinflammation 133
Neuropsychoimmunologie 15
Neurostress **110ff.**
Neurotransmitter (Hirn-Botenstoffe) 82
neutrophile Granulozyten **146f.,** 154
Nicht-Zöliakie-Nicht-Weizenallergie-Weizensensitivität 68
Niere **136,** 138
Nieren-Qi 141
Noradrenalin 65
Noriblätter 141
Nüsse **91,** 130

O
Obst **91**
Ödeme 99, 147
Ökosystem Erde 15
Ökosystem Mensch 15
Olivenöl **125,** 130
Omega-3-Fettsäuren 108

Organuhr **55, 73f., 94f., 117, 140f.**
Osteoporose 104, 138
Östrogen 113
oxidativer Stress **89,** 103

P
Palpitation (Herzklopfen) 74
Paprika 130
Parkinson 125
passive Immunisierung 41
Pastinaken 106
Pathogene (Krankheitserreger) 151
PDGF (platelet-derived growth factor) 147
Petersilie 125
Pfeffer 118
Pflaumen 90
Phagozytose 61, 146f.
Pinienkerne 118, 133
Plazenta (Mutterkuchen) 28, 41, 152
Polyphenole (sekundäre Pflanzenstoffe) **128**
Porree (Lauch) 106, 118
PPI (Protonenpumpenhemmer) 108, 110
Präbiotikum 106
Prävention 14f., 116
Preiselbeeren 125, 130
Probiotika **47,** 72, 86f., 134
Probiotikaeinnahme 46
proentzündliche Zytokine 45, 47, 51, 86, 93, 103, 110, 112f., 123, 133
Protonenpumpenhemmer (PPI) 108, 110
Psyche 13, 15, 31, 68, **83,** 85ff., 131
psychische Beschwerden 80

Q
Qi 14, 33ff., 52–57, 73–76, 87, 96–99, 115–118, 136, 139
Qigong (Atemmeditation) 16, 26, 33, 57, 66, 76, 96, 99, 102, **135, 139f.**
Qi-Konzept **56**
Quercetin **125**

R
Radikale, freie 89
Radikalfänger 89
Rapamycin 125
Rapsöl 105, 130
reaktiver Sauerstoff 89
Redox-Ungleichgewicht 89
Reflux (Sodbrennen) 96, 110
regulatorische T-Zellen 49, **153**
Reizdarm 46, 67f., **82f.,** 111
Reizhusten 116
Releasing-Hormone 65
Resveratrol **90, 125,** 128f.
Rhinitis (allergischer Schnupfen) 49
Rot (Farbe) 73
rote Beeren 125
rote Blutkörperchen 91, 149, 151
roter Traubensaft 73, 108
Rötung (rubor) **49,** 61, 88
Rotwein 73, 90, 105, 108, 129f.
Rückenschmerzen 80
Ruhe 16, 46, 52, 55, 60, 75, 140

S
Sardinen 130
SARS-CoV-2 50, 61, 63, 99, 103, **113f.,** 132, 152, **156f.**
SARS-CoV-2-Virus **50,** 92
Sauerkraut 104f.
Sauerstoff, reaktiver 89
Schattenboxen (Taiji) 26, 57, 96, 102
Schlaf 14, 35, 43, 54f., 140
Schlafprobleme 80, 88
Schlafstörungen 67, 73, 75, 86, **98,** 109, 111, **117, 140**
Schlaganfall 53, 69
schlechte Laune 67
Schleimhautabwehr **108**
Schleimhäute 30, 60, 92, 109, **115f.,** 118, 147, 150
Schleimschicht (Mucus) 43, 107ff., 150
Schluckbeschwerden 53
Schmerz (dolor) 34, 49, 53f., 61f., 83, **85ff.,** 138, 147
Schnittlauch 118, 125
Schnupfen, allergischer 49
Schock, anaphylaktischer 151
Schokolade, dunkle 93

Schutzschild 16, 43
schwarzer Tee 105, 125, 128
Schwarzkohl 141
Schwarzwurzel 106
Schwellung 35, 49, 61, 86, 88, 99, 147
sekundäre Pflanzenstoffe (Polyphenole) **128**
Selbstfürsorge 15
Selen 91, **114**
Senföl 128
Serotonin 30, 32, 44, 52, 67, **69,** 83, 85, 88, **92f.,** 106, 131, 133
Serumproteine 150
Sexualität 16
Shen 16, 35, 60, 73
Shiitake 126
Sieben-Jahres-Zyklus 33, 95
Signale, epigenetische 33, **128**
Silent Inflammation 88, 103, 110, 133
silk worms 99
Sirtfood 91
Sodbrennen (Reflux) 96
Sojabohnen 85, 128, 130, 133
Sojaprodukte 108, 114, 131, 133
Sonnenstich 72
Spannung, innere **53**
Spargel 34, 106
Speckgürtel 92
Spermidin **114, 132f.**
Spermiogramm **33**
Sport 34, 51f., 57, **66f.,** 88f., **91,** 94, 98, 111, **134**
Spurenelemente 89
steifer Nacken 53, 138
Sternanis **114,** 129
Stimmung, gute **52**
Stirn- und Nebenhöhlen 97
Stress 32, 34, 53, **63f., 65–68,** 71ff., 75, 84, 86ff., **92,** 98, 106, 109, 111, 118, **132,** 138ff.
    chronischer S. **66,** 88, 132
    mütterlicher S. **32**
    oxidativer S. 69, 83, **89,** 103, 114, 131, 134
Stressabbau **57**
Stressbelastung, chronische 66, 88, 92
Stresshormone 52, 66
Stressreaktion 65, 85, 92
Studentenfutter 97
Stuhlfrequenz 67
Sumach 118

T

Taiji (Schattenboxen) 26, 57, 96, 102
Tee, grüner 48, **90,** 105, 125, 128f.
Tee, schwarzer 105, 125, 128
Telomerase („Unsterblichkeitsenzym“) 89, 132
Telomere 89f., 93, 103, 132
T-Gedächtniszellen (T-memory cells) 23, **154**
TGF-α 153
TGF-β 147f.
TH1 112, **153**
TH2 48, **153**
T-Helferzellen 23, **50,** 61f., **152f.,** 157
Thrombozyten (Blutplättchen) 146, 148
Thymus 40, 123, 152
Thyreoiditis 112
Tian (Himmel) 33
Tight Junctions 47, 103, 107ff., 115, 150
Tinnitus 53
T-Lymphozyten **23,** 66, 112, 147, 151f., 153f., 156
T-memory cells (T-Gedächtniszellen) 23, **154**
TNF-α 45, 47, 61, 67, 86, 88f., 93, 112f., 123, 133f., 146, 148, 155f.
Tomaten 91, 128, 130
Topinambur 106
Trauben 108, 128
Traubensaft, roter 73, 108
Trauer 86, 116ff.
Treg 49, 113, **153**
Tremor (Zittern) 53
trockene Augen 54
Tryptophan 69, 85, 87, 92f., **106,** 140
Tuina-Massage 96
Tumormarker 156
Tumornekrosefaktor (TNF) **154f.**
Tumorzellen 23, 66, 90, 147, 153

T-Zellen 23, 30, 40, 48, 61, 87, 103, 114, 123, 148, **152–157**
regulatorische T-Z. 49, 113, **153f.**
zytotoxische T-Z. (CTL) 23, 61, 112, **153f.**

U
Übergewicht 12, 51, 63, **68ff.,** 86, 88, 92ff., 105, 109f., 126f.
Überlastung, chronische **88**
ungesättigte Fettsäuren 70, 105
Unruhe 35, 80
innere U. 73, 111
Urticaria (Nesselausschlag) 49

V
Vampirismus 117
VEGF (vascular endothelia growth factor) 147
Verdauung 30, 74, **80f.,** 84, 94ff., 98f., 115
Verdauungsfeuer 74, 96
Verdauungsprobleme 54, 80, 98, 109, 116, 138
Verdauungstrakt 30f., 43, 97, 104
vergesslich **132**
Verstopfung 68, 81f., 116
Viruserkrankungen 50
Vitamine 41, 85, 89, 108, 126
Vitamin D **113f., 126**
Völlegefühl 96, 138
Vorbeugung (Covid-19) **114**
Vormilch (Kolostrum) 41
Vorsorgeuntersuchung 15

W
Walnüsse 69, 85
Walnussöl 130
Wandlungsphasen, fünf 13, 122, 137
Wärmeschutz **42**
Wasabi 117f.
Wasser-Element 13, **26f.,** 35, 102, 121–142
Wasser-Phase **135,** 139
weiße Blutkörperchen **146**
Weiß (Farbe) **118**
Wundheilung 66, 116, 123, **146f.**
Wurmfortsatz (Appendix) 30

Y
Yang Qi 33f.
Yang Sheng 14–17, 22, **55ff., 74,** 90, 95, **98,** 110, 112, **116f.,** 127, **139**
Yin und Yang 14, 55f., 135f., 139, 153
Yin-Organ 16
Yin-Yang-Konzept **55**

Z
Za'tar 118
Zellalterung 103, **124**
Zelltod (Apoptose) 28, 90, 124, 132, 153
Zimt 90, 99, 128f.
Zink **113f., 126**
Zitrusfrüchte 91, 128, 131
Zittern (Tremor) 53
Zorn 13, 35, 52, 54, 122
Zucker 70f., 88, 91–94, 99, 104f., 125, 127, 130, 146, 150
Zwiebeln 106, 118, 125
Zytokine **23,** 28, 36, 48, 61, 83, 87ff., 114, 146f., 150, 152f., **154,** 156
proentzündliche Z. 45, 47, 51, 86, 93, 103, 110, 112f., 123, 133
Zytokinsturm 113f., **156**
zytotoxische T-Zellen (CTL) 23, 61, 112, **153f.**

EBENFALLS ERHÄLTLICH:

Evemarie Wolkenstein, Katharina Rubi-Klein

WAS ERNÄHRT UNS WIRKLICH?

Wie China den Westen inspiriert

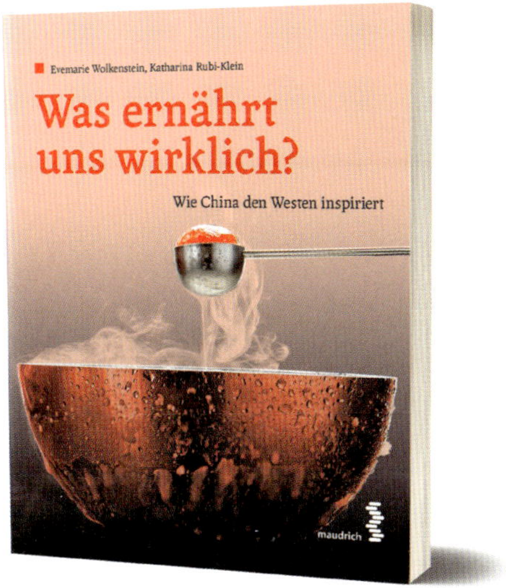

maudrich, 2., akt. Auflage
336 Seiten, broschiert
EUR 24,90 (A) / EUR 24,20 (D)
ISBN 978-3-85175-960-0
Auch als ebook erhältlich

Ernährungsgewusst, aber richtig

- Welche Versprechungen der Nahrungsmittelindustrie sind wahr und welche nur Lug und Trug?
- Warum lösen manche Speisen bei mir Müdigkeit aus?
- Woher bekomme ich mein Kalzium, wenn ich keine Milch trinke, und wie kommt der Jo-Jo-Effekt wirklich zustande?

Evemarie Wolkenstein und Katharina Rubi-Klein geben Antworten auf häufige Fragen zum Thema Ernährung. Sie erklären Grundlegendes zur Nahrungsmittelverarbeitung im Körper und beschreiben die Grundzüge der chinesischen Ernährungslehre. Viele praktische Beispiele helfen zu erkennen, was der Körper ganz individuell als gesund empfindet: denn nicht jeder von uns verträgt ein und dasselbe Produkt gleich gut. So ist Obst prinzipiell gesund, manchmal reagiert der Körper aber mit Blähungen oder Durchfall – dann ist davon abzuraten. Dieses Buch hilft herauszufinden, was uns guttut.